家政服务从业人员技能培训系列教材

BINGHUAN PEIHUYUAN
（ZHONGJI JINENG）

病患陪护员

（中级技能）

张天华 ◎ 主　审

叶国英　方仕婷 ◎ 主　编

李爱夏　曹小萍　周红娣 ◎ 副主编

ZHEJIANG UNIVERSITY PRESS
浙江大学出版社

图书在版编目(CIP)数据

病患陪护员：中级技能 / 叶国英,方仕婷主编. —杭州：浙江大学出版社,2017.7

ISBN 978-7-308-16833-5

Ⅰ.①病… Ⅱ.①叶… ②方… Ⅲ.①护理学—职业技能—鉴定—教材 Ⅳ.①R47

中国版本图书馆 CIP 数据核字（2017）第 086129 号

病患陪护员(中级技能)

叶国英　方仕婷　主编

责任编辑	何　瑜
责任校对	汪荣丽
封面设计	北京春天
出版发行	浙江大学出版社
	（杭州市天目山路 148 号　邮政编码 310007）
	（网址：http://www.zjupress.com）
排　　版	杭州林智广告有限公司
印　　刷	浙江省邮电印刷股份有限公司
开　　本	787mm×1092mm　1/16
印　　张	9.5
字　　数	214 千
版 印 次	2017 年 7 月第 1 版　2017 年 7 月第 1 次印刷
书　　号	ISBN 978-7-308-16833-5
定　　价	24.00 元

病患陪护员（中级技能）
编委会

前　言

根据《国务院办公厅关于发展家庭服务业的指导意见》国办发〔2010〕43号文件精神，为大力发展家庭服务业，提高家庭服务从业人员职业技能与素养，在宁波市贸易局的委托下，宁波卫生职业技术学院精心组织专业教师及相关一线人员制定了《宁波市病患陪护员职业标准》（以下简称《标准》），根据《标准》要求我们编写了病患陪护员培训系列教材。

该培训系列教材，在内容上体现"以职业活动为导向、以职业能力为核心"的指导思想，突出职业培训特色；在结构上针对病患陪护员职业活动领域分级别编写。共有《病患陪护员（基础知识）》《病患陪护员（初级技能）》《病患陪护员（中级技能）》《病患陪护员（高级技能）》4本。《病患陪护员（基础知识）》内容涵盖《标准》的基本要求，其他各级别教材的各章对应于《标准》的工作内容，各节对应于《标准》的"技能要求"和"相关知识"。

《病患陪护员（基础知识）》教材编写分为两部分，第一部分包含职业道德、基本人文素养、相关法律与法规知识等；第二部分包含正常人体解剖与生理、心理学及环境卫生与院内感染预防的基本知识，不同患者对营养摄入及进食要求和常见疾病照护常规等内容。

《病患陪护员（初级技能）》教材包含清洁照护、睡眠照护、饮食照护、排泄照护、卧位及安全保护、给药照护、病情观察、消毒隔离、临终照料等最基本、最基础的内容。

《病患陪护员（中级技能）》教材对初级教材的内容进一步加深描述，增加内科常见疾病患者的照护、外科常见疾病患者的照护及康复照护等内容。

《病患陪护员（高级技能）》教材对初级、中级教材所涉及的内容（如消毒隔离、康复照护）继续进一步加深描述,增加应急救护技术、儿科常见患者的照护、产科常见患者的照护、妇科常见患者的照护、危重患者的照护、心理照护等内容。

本教材在编写过程中,考虑到职业培训的特点,每一章节都有工作任务导入、学习目标、相关链接、思考题等栏目,并配有大量图,有助于学生对知识的理解。在编写过程中,参考了许多医学和照护学方面的相关书籍,叙述中力求文字精练、重点突出、删繁就简,因此,本教材更适合于职业人员培训使用。

由于水平和时间所限,本教材中不妥、错误及遗漏之处在所难免,恳请使用本书的从业者和读者批评指正,使我们的教材不断改进,提高教材质量。

本教材在编写过程中得到宁波市医疗中心李惠利医院、宁波市第一医院、宁波第二医院、宁波大学医学院附属医院等单位的大力支持与协助,在此表示衷心感谢!

编　者

2017 年 1 月

目 录

第1章　口腔照护

工作任务

患者,王阿良,男性,78岁,因"脑出血"入院2天,目前昏迷,鼻饲流质,家人对如何做好口腔清洁照护知识缺乏。请问:对此患者你该如何做好其口腔的清洁?

学习目标

1. 了解口腔基本知识、保持口腔清洁的重要性。
2. 熟悉口腔的评估、常用漱口液的使用和选择。
3. 掌握特殊患者口腔清洁的技术。

第1节　口腔照护相关知识

知识要求

(一)口腔组成和功能

口腔由颊、硬腭、软腭、牙齿及舌等组成。口腔具有咀嚼食物、分泌唾液、辅助说话等重要功能。

(二)口腔清洁的重要性

口腔是细菌侵入人体的主要途径之一。进食后食物残渣滞留,口腔的温湿度具备了细菌繁殖、生存的条件,因此,口腔内经常有大量的细菌。患者由于抵抗力及口腔自理能力下降,饮水、进食量少,唾液分泌不足,自洁作用受到影响,病菌可在口腔中繁殖,造成口腔炎症、溃疡、口臭等疾患。此外,住院期间使用抗生素,导致菌群失调,也容易引起各类口腔炎,因此,患者的口腔照护非常重要,必须早、晚各一次清洁口腔。

(三)口腔的评估

(1) 口唇的色泽、湿润度,有无干裂、出血等。
(2) 口腔黏膜的颜色、完整性,是否有溃疡、疱疹,是否有血液或脓液渗出。

（3）牙齿的数量是否齐全，有无义齿、龋齿、牙垢等。

（4）牙龈的颜色，是否有溃疡、肿胀、出血等。

（5）舌头的颜色、湿润度，有无溃疡、肿胀及舌苔积垢等。

（6）口腔气味，有无异常气味，如氨臭味、烂苹果味等。

（四）常用漱口水的使用和选择

常用清洁口腔、预防口臭的漱口水有：生理盐水、朵贝尔氏液、依信漱口液等；特殊患者如真菌感染的口腔疾患可按医嘱使用1%～4%碳酸氢钠溶液漱口，制菌霉素甘油涂抹。

（五）常用的口腔药物

锡类散、新霉素、西瓜霜、金霉素甘油、消炎散等药物治疗口腔各种炎症。

第2节　口腔照护的技术

技能要求①

使用棉棒擦拭清洁口腔

（一）操作前准备

1. 环境准备　环境清洁明亮，温湿度适宜。

2. 陪护员准备　工作服干净整洁，清洗双手，必要时戴口罩、手套。

3. 物品准备　水杯、长棉签、干毛巾、污物盘，必要时准备需涂抹的外用药，如锡类散、制霉菌素、石蜡油等。

（二）操作步骤

步骤1　向患者解释，取得其合作。

步骤2　备齐用物，携至床旁，抬高床头，协助患者取平卧位或侧卧位，头偏向一侧（面向陪护员）。

步骤3　将干毛巾垫于患者颌下及胸前，将污物盘放置于患者枕边。

步骤4　每次取一根长棉签蘸少许漱口水擦拭口腔的一个部位。首先擦拭湿润口唇；提醒患者咬闭牙齿，由上到下擦拭。擦拭顺序：上牙列外侧面、内侧面、咬合面，下牙列外侧面、内侧面、咬合面，再弧形擦洗颊部；以同样方法擦洗另一侧。叮嘱患者张开口腔，轻轻按压牙龈，最后逐步擦拭上腭、舌面、舌下。结束前再检查口腔是否擦拭干净。

步骤5　用干毛巾擦净患者口角水渍，整理用物。必要时涂抹外用药于口腔患处。

（三）注意事项

（1）长棉签蘸水后在杯壁上轻轻挤压，不可过湿，以免漱口水流入患者气管引起呛咳或误吸。

（2）一根长棉签只可使用一次，不可反复使用。

（3）擦拭上腭及舌面时不可以太深，以免刺激咽部引起恶心、不适。

技能要求②

昏迷患者口腔照护

（一）操作前准备

1．环境准备　环境清洁明亮，温湿度适宜，关闭门窗。

2．陪护员准备　工作服干净整洁，清洗双手，戴口罩、手套。

3．物品准备　漱口水、口腔照护包（无菌棉球数个、弯血管钳、镊子、压舌板、弯盘）（见图1-1）、干毛巾、手电筒、张口器（见图1-2），必要时准备需涂抹的外用药如锡类散、制霉菌素、石蜡油等。

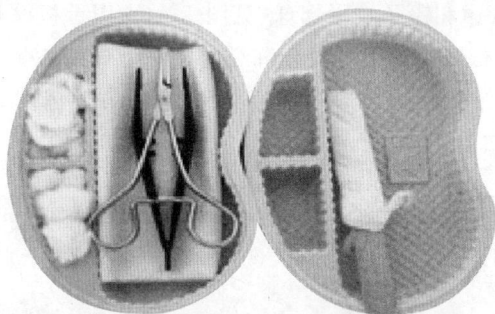

图1-1　口腔照护包

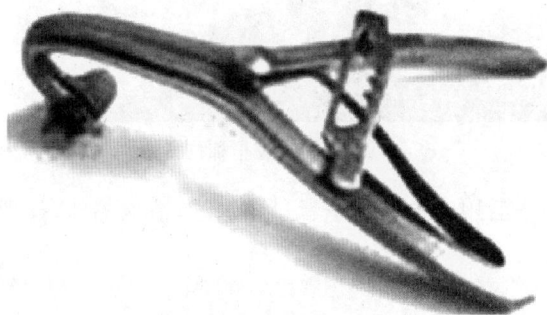

图1-2　张口器

（二）操作步骤

步骤1　向患者家属解释，取得其合作。

步骤2　备齐用物，携至床旁，协助患者取平卧位或侧卧位，头偏向一侧（面向陪护员），有活动性假牙的必须先取下。

步骤3　打开口腔照护包，倒入适量漱口水浸湿棉球，清点棉球数量，以免遗漏于患者口腔内。取干毛巾垫于患者颌下及胸前,将弯盘放置于患者口角旁。

步骤4 先湿润口唇,用压舌板轻轻撑开患者颊部,如牙关紧咬者可配合使用张口器固定口腔,张口器应从臼齿放入,使用手电筒观察口腔情况(见图1-3)。

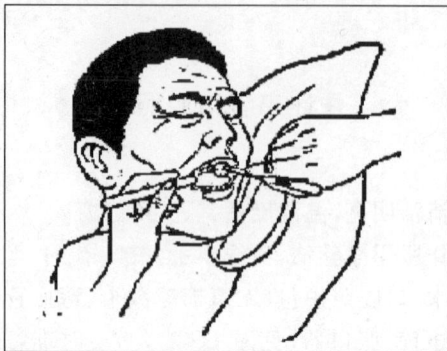

图1-3 放张口器

步骤5 用弯血管钳和镊子绞干棉球(见图1-4),压舌板撑开颊部,用弯血管钳夹持含有漱口水的棉球,依次由内向外沿牙缝纵向擦洗上牙列外侧面、内侧面、咬合面,下牙列外侧面、内侧面、咬合面,再弧形擦洗颊部;以同样方法擦洗另一侧。擦洗上腭、舌面、舌下,最后再擦洗口唇。

图1-4 绞干棉球

步骤6 擦洗完毕后用毛巾擦净患者口角水渍,清点棉球,整理用物。必要时涂抹外用药于口腔患处。

(三)注意事项

(1)给昏迷患者清洁口腔时,棉球不宜过湿,以不能挤出液体为宜,以免患者误吸。

(2)若昏迷患者口腔分泌物较多时,先处理分泌物再清洁口腔。

(3)擦洗时应夹紧棉球,每次一个,操作结束后清点棉球,防止棉球遗漏于患者口腔内。

(4)长期使用抗生素、激素的患者,应注意观察其口腔有无真菌感染。

(5)昏迷患者禁忌漱口,牙关紧闭者不可采用暴力强行使其张口。

┃本章思考题┣

昏迷患者口腔清洁时要注意哪些问题？

本章实训练习题

如何为昏迷患者进行口腔照护？

（严文君）

第 2 章　睡眠照护

第 1 节　睡眠障碍患者的照护

工作任务

李某,62 岁,男性,胃癌晚期,时常诉疼痛难忍,自入院以来睡眠不佳,平均每夜睡眠 2h,且常被病区的声响吵醒。请你分析该患者睡眠不佳可能的原因,应该为患者做好哪些照护?

学习目标

1. 熟悉临床常见的睡眠障碍。
2. 分析影响患者睡眠的相关因素。
3. 能对睡眠障碍患者进行照护。

知识要求

学习单元 1　睡眠障碍的基本知识

(一) 临床常见的睡眠障碍

1. 失眠　失眠是一种个体长期存在入睡和维持睡眠困难(多梦、多醒、睡不深、早醒)或低质量睡眠的症状。失眠是临床上最常见的一种睡眠障碍,主要表现为入睡困难,多梦、易醒、早醒、整夜不眠,总的睡眠时间减少,醒后仍觉得疲乏。失眠常伴有多种不适症状,如头晕目眩、心悸气短、体倦乏力、急躁易怒、注意力不集中、健忘、工作与学习效率下降等。

大多数失眠患者并非由一种原因所致,而是由生理、心理、社会等多方面因素共同作用形成的,并且随疾病的发展变化而不断变化。因此,需要对失眠患者细致观察。

2. 睡眠性呼吸暂停　睡眠性呼吸暂停是指睡眠期间呼吸暂时停止。它有 3 种类型：中枢性睡眠呼吸暂停、阻塞性睡眠呼吸暂停和混合性睡眠呼吸暂停。临床以阻塞性睡眠呼吸暂停多见。

阻塞性呼吸暂停常有某些局部解剖结构的异常，如鼻息肉、鼻中隔异常或扁桃体肥大诱发。几乎所有患者睡眠后都有高调鼾声，影响同室人休息。患者白天嗜睡，往往在谈话间不自觉地入睡，有打鼾、憋气、停止呼吸等循环表现。患者记忆力减退，注意力不能集中，工作效率下降，还可有情绪和行为的变化，是一种具有潜在危险的睡眠呼吸障碍疾病，易并发心律失常、高血压、甚至呼吸衰竭或猝死。

3. 睡眠剥夺　睡眠剥夺是指当睡眠受到干扰或被打断时，睡眠数量或质量的下降以及睡眠时间安排的昼夜颠倒。引起睡眠剥夺的原因有很多，如疾病（发热、呼吸困难或疼痛）、情绪应激、药物、倒时差、环境干扰以及轮班制工作等。睡眠剥夺可引起睡眠不足综合征，产生多种生理和心理症状，且个体反应差别很大，其症状的严重性与睡眠剥夺持续的时间有关。治疗睡眠剥夺最有效的措施是去除或纠正干扰因素。

4. 过度睡眠　过度睡眠又名嗜睡症，是一种睡眠过度的疾病。患有嗜睡症的人会反复发生过度日间嗜睡，这和因晚上缺乏或中断睡眠而导致的疲倦不同。他们被迫在白天内多次地打盹，且经常会在不适宜的时间，如工作、吃饭或是在谈话时。

（二）影响睡眠的相关因素

1. 疾病因素　任何引起疼痛、躯体不适或情绪问题的疾病都会影响睡眠。因躯体疾病造成的不适、疼痛、瘙痒、恶心、呼吸困难、发热、尿频等症状都会影响睡眠。患有精神分裂症、焦虑症、抑郁症等精神疾病的患者，常伴有失眠。如心脑血管病常引起头痛、头晕、胸痛等症状，慢性支气管引起咳嗽、咳痰、呼吸困难，前列腺增生引起的尿频、尿急而频繁起夜，癌症引起的疼痛，均影响患者的睡眠质量。

2. 药物因素　药物影响睡眠的作用机制非常复杂，如某些神经系统的药物、治疗高血压药、镇痛药、镇静药等都会对睡眠有一定的影响。患有高血压、心脏病等慢性疾病的患者，有可能因睡前服用某些药物导致睡眠质量下降，如高血压患者常因服用利尿剂夜间排尿次数增多而影响睡眠。长期使用安眠药对睡眠最终的作用有可能弊大于利，可产生药物依赖，加重原有的睡眠障碍。应用利尿剂会导致夜尿增多而影响睡眠。使用咖啡因通常会延迟入睡，并导致夜间觉醒。

3. 心理因素　因患病致使患者自理能力下降，自我形象紊乱，对疾病的担心、经济压力、角色转变等而产生的情绪及心理变化，也会影响到睡眠。

4. 环境因素　噪声、灯光、室温、床或枕头不适及夜间治疗和照护活动等均是干扰患者睡眠的因素，噪声主要来源于其他患者或陪伴者、医务人员、陪护员等，因此，陪护员应遵守规章制度，注意控制夜间谈话及音量。一些患者在居家时睡前进行一些习惯性的活动，如看电视、读书、洗澡等，当这些活动因环境或身体的限制而无法进行时，其睡眠有可能受到影响。

学习单元2 睡眠障碍患者的照护

知识要求

(一) 创造舒适的睡眠环境

为患者创造一个安静、舒适、通风、温湿度适宜的睡眠环境,减少外界对视、嗅、触觉等感觉器官的不良影响。适宜的病室温度为 18～22℃,新生儿、老年科室室温应略高,以 22～24℃为宜,湿度应保持在 50%～60%。陪护员应避免穿响底鞋,做到"四轻",即说话轻、走路轻、关门轻、操作轻。根据患者个体的生物节律安排睡眠时间,避免在有效的睡眠时间内实施影响患者睡眠的照护操作,干扰睡眠周期的自然过程。必须进行的照护操作应集中安排,以减少患者被动觉醒的次数。

(二) 提供促进睡眠的照护措施

1. **鼓励患者养成有规律的起居习惯** 患者住院后,原有的睡眠规律常常被打乱,一些患者白天处于短暂的、不连续的睡眠状态导致夜间难以入睡,缺少高质量的睡眠。因此,陪护员应督促患者每天早晨按时起床,在白天协助患者进行适当的活动,包括娱乐、运动以及其他社交活动以保持其日间的清醒,保证患者夜间的睡眠质量。指导患者在睡前停止紧张的脑力和体力活动,减轻心理压力,轻松愉快的心情有助于睡眠;相反,焦虑、紧张、忧虑、恐惧等情绪会影响睡眠。陪护员要善于观察,发现患者的心理变化,及时报告医护人员和医生。陪护员应尽可能地满足患者在就寝前的日常习惯。如有的人喜欢在睡前洗热水澡或洗漱;有的人则喜欢阅读、听音乐;有的人喜欢喝牛奶或喝热饮料等。应满足患者的需要,促进患者的睡眠。患者睡前应避免饱食、饥饿、饮浓茶、喝咖啡、饮酒等。督促患者睡前排空大小便,在病情允许的情况下,建议睡前热水浴或用热水泡脚,增加舒适感,利于睡眠。

2. **做好就寝前的准备工作** 为了使患者舒适入睡,应做好就寝前的晚间照护。如协助患者洗漱,用热水洗脸、洗手、洗脚,清洁会阴部和臀部,排空大小便,整理床单位,更换衣服等,拉上床帘,保护患者隐私。注意检查身体各部位引流管、牵引、敷料等情况,如有异常,及时报告医护人员。需要止痛者睡前遵医嘱给予止痛药物,帮助患者解除或减轻因疾病引起的不适。

陪护员应积极采取措施提高患者的舒适度,如保持床铺的平整、清洁、干燥。帮助患者处于正确的卧位,枕、被舒适,也可适当给予背部按摩,促进放松。长期卧床的患者,应定时给予协助翻身、按摩等。

3. **心理照护** 陪护员要关心和体贴患者,多与患者交谈,耐心倾听其主诉,了解患者的心理状态,建立信任关系。对患者的不安和苦恼给予充分理解,并设法努力解决。注意协调患者与家属、与其他患者以及与医护人员的关系,使之与他人和睦相处,建立和维持良好的人际关系。要向患者说明睡前消除焦虑、紧张情绪的重要性,保持情绪的稳定、心理的平衡,建立战胜疾病的信心,促进良好的睡眠。

4. 睡眠障碍患者的照护 对于失眠的患者,鼓励其养成有规律的起居习惯。镇静安眠药治疗对失眠患者仅作短期的辅助性治疗手段,若长期使用会导致药物的依赖、疗效减退,停药又引起反跳性失眠。必要时遵医嘱给予镇静催眠药物治疗。

对于睡眠性呼吸暂停的患者,应指导患者采取侧卧位,避免压迫气道,保持其通畅。发生睡眠呼吸暂停的患者体型多较肥胖,所以鼓励患者适当减肥,可有效地预防呼吸暂停的发生。加强夜间巡视,发现问题及时报告。

对于过度睡眠的患者,应注意保证其安全,防止意外的发生,限制其睡眠时间,适当增加有益的活动。

第 2 节 疼痛患者的照护

工作任务

患者,李某,60 岁,患肝癌晚期,时常主诉疼痛难忍,如何为该患者提供照护?

学习目标

1. 了解疼痛的原因。
2. 熟悉影响疼痛的因素。
3. 掌握疼痛患者的照护。

学习单元 1 疼痛的相关知识

知识要求

疼痛是伴随现存的或潜在的组织损伤而产生的不愉快的主观感受和情绪体验,是一种复杂的生理心理活动,是临床上最常见的症状之一。疼痛是肉体或精神上的一种不良或不自在状态,患者和健康人都不同程度地经历过这种不舒适、痛苦的感受。

由于每个人对疼痛的体验不同,受个体的心理、性格、情绪、经验及文化背景各方面的影响,对外来的刺激源所造成的反应也不同,因而疼痛时患者的表现也有所不同。如患者可出现面色苍白、呼吸急促、血压升高、出汗、瞳孔扩大、恶心呕吐、休克、呻吟、哭闹、皱眉等;情绪反应如紧张、焦虑、恐惧等。

1. 疼痛的原因

(1) 温度刺激:过高或过低的温度作用于体表,均会引起组织损伤。如高温可引起个体灼伤,低温会导致冻伤。

（2）化学刺激：化学物质如强酸、强碱可刺激神经末梢导致机体疼痛。

（3）物理损伤：如针刺伤、刀切伤、碰撞、肌肉受压等均可使局部组织受损,刺激神经末梢而引起疼痛。

（4）病理因素：某些疾病造成机体的组织缺血、缺氧,空腔脏器过度牵拉等均可造成疼痛。如肠痉挛导致疼痛。

（5）心理因素：不良的心理因素可以单独引起疼痛,也可以参与机体的病理因素等引起疼痛,在病理因素、物理损伤等引起疼痛的基础上,不良的心理因素使机体的疼痛敏感性提高。

2. 影响疼痛的因素

（1）年龄：个体对疼痛的敏感程度因年龄不同而有所差异。婴幼儿对疼痛的敏感性低于成人,随着年龄的增长,对疼痛的敏感性也随之增加,老年时对疼痛的敏感性又随之下降。因此,对不同年龄的患者进行照护时应注意其特殊性。如给老年患者用热水袋时温度不能太高,同时要加强巡视,定期检查局部皮肤情况。

（2）性别：通常男性和女性对疼痛的反应无明显差别。

（3）社会文化背景：患者所生活的社会环境和文化背景可以影响其对疼痛认知的评价,从而影响其对疼痛的反应。如患者生活在鼓励忍耐和推崇勇敢的文化背景中,会更能够忍受疼痛。

（4）个人经历：个体以往对疼痛的经历可以影响对现存疼痛的反应。如第一次手术时患者未感到剧烈疼痛,再次手术时其对疼痛的担心和疑问会明显减少;相反,若首次手术时曾有过难以忍受的疼痛,则再次手术时就会对疼痛极度恐惧。如儿童对疼痛的体验取决于其父母的态度。

（5）注意力：个体对疼痛的注意程度会影响其对疼痛的感受程度。当注意力高度集中在其他事物上,可以减轻疼痛。如看电视、听音乐、愉快交谈等均可分散患者对疼痛的注意力,从而减轻疼痛。

（6）情绪：积极的情绪可减轻疼痛,消极的情绪可以加重疼痛。如愉快、兴奋等积极的情绪能有效减轻患者的疼痛反应;相反,恐惧、失望、悲伤、焦虑等消极情绪则会使患者的疼痛感觉增强。

（7）个体差异：对疼痛的表达方式以及疼痛的程度因个体的性格不同而不同。自控力、自尊心较强的患者对疼痛的忍受力较强。善于表达感情的患者对疼痛的耐受力弱,也有研究发现,外向的人比内向的人更倾向于频繁地表达他们的疼痛。

（8）患者的支持系统：有亲人或家属陪伴可减少患者的孤独和恐惧感,从而减轻患者的疼痛感。

（9）治疗及照护因素：某些治疗及照护操作因素可能引起或加剧患者的疼痛。部分患者由于缺乏必要的药理知识,担心药物成瘾,未及时使用止痛药等均可加剧患者的疼痛。

（10）应对方式：可影响患者处理疼痛的能力。内控者相信自己能够对事情发展与结果进行控制,包括疼痛。外控者则认为个体生活中多数事情的结果是个人不能控制的,是各种外部力量作用的结果,所以更倾向于依赖医务工作者来控制疼痛。

学习单元 2　疼痛患者的照护

知识要求

(一)疼痛的评估

评估疼痛的部位、时间、性质、疼痛时患者的反应及疼痛对患者的影响等。

(二)疼痛患者的照护

1. 心理照护　从患者入院开始,陪护员应以良好的职业道德对待患者,态度和蔼、关心体贴、热情接待患者,耐心倾听患者的倾诉、尊重患者。当患者出现哭诉、呻吟等疼痛反应时,应主动与患者沟通,鼓励患者说出自己的痛苦,评估其疼痛,及时报告医护人员与医生。同时稳定患者的情绪,以积极的态度对待疾病,使其树立战胜疾病的信心和勇气,积极配合治疗。

2. 舒适照护　病室应保持清新、安静、整洁,及时通风,调节适宜的温湿度,提供舒适整洁的床单位,使者在舒适的环境中接受良好的治疗。在日常照护中应保持患者的体位舒适,在进行照护操作前应解释沟通,征求患者的同意,集中开展照护操作,使患者的心情愉悦,尽可能减少患者的恐惧、不安,降低其疼痛程度。

3. 药物治疗　遵医嘱使用止痛药物。用药中应严密观察病情,严格掌握用药的时间和剂量,了解副作用,发现异常及时汇报医生和医护人员。对于慢性疼痛的患者,应了解疼痛发作的规律,尽量在疼痛发作前给药,这比疼痛发作后给药的效果好且投药量小。同时,合理安排好照护操作时间,将照护活动安排在药物起效的时间段内。

4. 皮肤照护　为减轻患者的疼痛,可针对患者的具体情况,在医生、医护人员的指导下,给予热敷、冷敷、按摩等皮肤刺激也能有效解除局部的紧张,达到减轻疼痛的效果,如局部按摩并遵医嘱涂些清凉止痛的药物,患者的疼痛程度也会相应地降低或消失。

5. 放松疗法　音乐能有效分散患者对疼痛的注意力。依据患者的喜好选择音乐,如古典音乐、流行音乐等,并根据其实际情况和需求播放音乐,分散注意力,消除不良情绪,缓解患者的疼痛。唱歌、下棋、愉快地交谈、做游戏等都是分散注意力的方法,使患者的注意力转向其他事物上,从而减轻对疼痛的关注程度,增加对疼痛的耐受性。

技能要求

全身肌肉放松训练

松弛是身体与心理解除紧张或应激的状态。成功的松弛可以使患者的血压下降,脉搏、呼吸减慢,肌肉紧张度减轻,缓解患者的焦虑紧张情绪,使其感到平静与安宁。冥想、瑜伽、渐进性肌肉松弛法等都是有效的松弛技术。

(一)操作前准备

1. 环境选择　环境安静、舒适、光线柔和,避免外界刺激。

2. 体位舒适　患者处于舒适的体位,或躺或坐,闭目,缓慢呼吸。

3. 精神专一　指导患者集中注意力于身体感觉、思想或想象;当注意力不集中时,不去理会无关的刺激,重新集中注意力。

(二)操作步骤

陪护员可以用放录音带或使用指导语,首先从患者双手捏紧与放松开始,指导患者吸气时,逐渐握紧拳头(约持续 5s),呼气时,患者缓缓放松拳头(约持续 15s),然后用类似方法依此从头→颈→胸部→腹部→背部→腰部→大腿→小腿→双足等部位肌肉,逐步放松训练。

(三)注意事项

(1)指导语的语调要深沉、轻柔、安详、愉快、吐字清楚,使患者感到放松、舒适、无疲劳感。

(2)整个操作过程应与患者的呼吸密切配合。

(3)做某一组肌肉的放松练习时,患者全身其他部位都要保持放松状态。

▌本章思考题▐

1. 影响睡眠的因素有哪些?

2. 如何对睡眠障碍患者进行照护?

3. 影响疼痛的因素有哪些?

4. 如何对疼痛患者进行照护?

(邢娟)

第3章 饮食照护

第1节 治疗饮食的基本知识

工作任务

患者,张某,女性,63岁。患有高血压,血脂偏高。为了协助患者更好地控制血压,在饮食上应该如何指导患者?

学习目标

1. 了解治疗饮食的基本知识。
2. 能指导患者根据病情采取合理的饮食。

知识要求

(一)概念

治疗饮食是指在基本饮食的基础上,根据病情需要适当调整总热能和某种营养素,从而达到改善和治疗疾病的目的。

(二)种类

1. 高热量饮食

(1)适用范围:适用于热量消耗较高的患者,如甲状腺功能亢进、高热、大面积烧伤患者及产妇,以及需要增加体重的患者。

(2)饮食原则:在基本饮食的基础上加餐两次,在三餐之间加牛奶、鸡蛋、藕粉、蛋糕等半流食或流质饮食;可加浓缩食品,如巧克力、奶油等。每日供给的总热量为12.5MJ。

2. 高蛋白饮食

(1)适用范围:高代谢性疾病,如结核、恶性肿瘤、甲状腺功能亢进、营养不良、贫血、大面积烧伤、肾病综合征、低蛋白血症、孕妇、乳母等。

(2)饮食原则:在基本饮食的基础上,增加富含蛋白质的食物,如肉类、鱼类、蛋类、乳类、豆类等,蛋白质供给量按体重计每日每千克体重1.5~2g,成人每日蛋白质总量不超过 120g。总热量 10.5～12.5MJ/d(2500～3000kcal/d)。

3.低蛋白饮食

(1)适用范围:用于限制蛋白质摄入的患者,如急性肾炎、尿毒症、肝昏迷等。

(2)饮食原则:限制蛋白质摄入,成人每日摄入蛋白质总量不超过40g,应多补充蔬菜和含糖量较高的食物。

4.低脂肪饮食

(1)适用范围:适用于肝胆胰疾病的患者,以及高脂血症、动脉硬化、冠心病、肥胖症及腹泻患者。

(2)饮食原则:限制脂肪的摄入,成人每日脂肪摄入量不超过50g。

5.低盐饮食

(1)适用范围:用于急慢性肾炎、心脏病、肝硬化腹水、重度高血压但水肿较轻患者。

(2)饮食原则:限制食盐的摄入,成人摄入食盐每日不超过2g(含钠0.8g),其剂量可以在市场上购买2g盐勺来衡量,以控制食盐摄取(见图3-1)。但不包括食物内自然存在的氯化钠。禁食一切腌制食物,如咸菜、咸肉、香肠、火腿、皮蛋等。

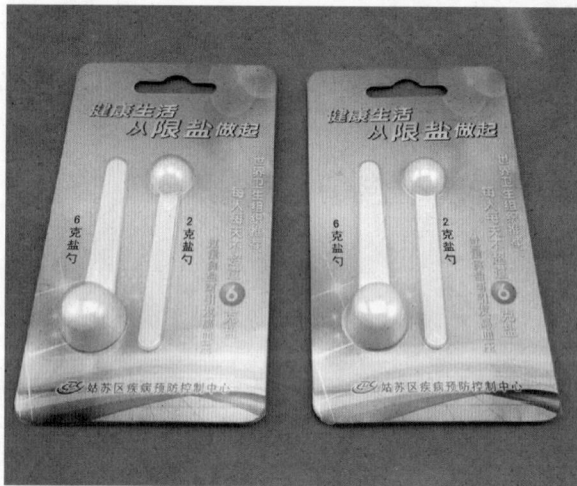

图3-1　2g盐勺

6.无盐低钠饮食

(1)适用范围:适用范围同低盐饮食,但水肿较重者还需注意其他饮食禁忌。

(2)饮食原则:无盐饮食,除食物内自然含钠量外,烹调时不放食盐。低钠饮食,除无盐外还要控制摄取的食物中自然存在的含钠量(控制在0.5g/d),禁用腌制食品。还应禁止含钠多的食品和药物,如油条、挂面、汽水和碳酸氢钠等。

7.少渣饮食

(1)适用范围:适用于伤寒、痢疾、腹泻、肠炎、食管静脉曲张等患者。

(2)饮食原则:选择膳食纤维含量少的食物,如蛋类、嫩豆腐等,并注意少油,禁用刺激性强的食物。

8. 高膳食纤维饮食

（1）适用范围：适用于便秘、肥胖症、高脂血症、糖尿病等患者。

（2）饮食原则：选择膳食纤维含量多的食物，如韭菜、芹菜、豆类及粗粮等。

9. 低胆固醇饮食

（1）适用范围：适用于高胆固醇血症、动脉硬化、冠心病等患者。

（2）饮食原则：成人胆固醇含量应在 300mg/d 以下，禁用或少用含胆固醇高的食物，如动物内脏、脑、蛋黄、鱼子、饱和脂肪酸等。

第 2 节　鼻饲患者的照护

工作任务

李丽，女性，52 岁，因脑出血住院，意识不清楚，不能自己吃东西。为了给患者补充营养，给予留置鼻饲管，现在需要给患者灌注流质，请问：应该如何正确灌注？灌注中要注意什么问题？

学习目标

1. 熟悉鼻饲的基本知识。

2. 掌握膳食准备。

3. 熟悉鼻饲患者的常见问题及照护。

4. 掌握鼻饲液灌注方法。

学习单元 1　鼻饲的基本知识

知识要求

（一）概念

对于病情危重、消化道吸收功能障碍、不能经口或不愿正常进食的患者，为保证其营养素的摄取，维持并改善患者的营养状态，促进康复，临床多采用经肠营养饮食。根据营养素的组成，可分为要素饮食、非要素饮食、组件饮食等。根据饮食的供给方式又可分为口服、管饲饮食及胃肠外营养。本单元主要介绍管饲饮食——鼻饲法。

鼻饲法是指将导管经鼻腔插入胃内，从管内灌入流质食物、水分和药物的方法，以达到营养和治疗的目的。

(二) 适应范围

(1) 昏迷患者或不能经口进食者。

(2) 口腔疾患、口腔手术后的患者。

(3) 早产儿及危重患者。

(4) 拒绝进食的患者。

学习单元 2 鼻饲患者的照护

知识要求

(一) 膳食准备

1. 常用流质食物 有牛奶、豆浆、鸡蛋、藕粉、米粉、豆粉、浓肉汤、鸡汤、奶粉、麦乳精、新鲜果汁、菜汁等。配制何种鼻饲饮食应根据家庭的经济状况及患者的实际需求适当增减食物的种类。

2. 混合奶配方

(1) 配方组成: 鲜牛奶 800mL, 鸡蛋 4 枚, 白糖 100g, 香油 15g, 食盐 5g, 奶粉 25g, 果汁 100mL, 加水至 1000mL 混合而成。其中, 蛋白质 50g, 碳水化合物 180g, 脂肪 69g, 每 100mL 供给机体热量 6485kJ(1549kcal)。

(2) 配制方法: ①先将规定数量的鸡蛋、白糖、香油、果汁混合, 以竹筷挑打数分钟, 直到均匀为止。②然后把牛奶煮沸, 稍凉一会即冲入鸡蛋、白糖、香油、果汁的混合物中, 边冲边搅, 勿使鸡蛋结块。③加入食盐, 滤去粗渣, 待温度适宜时即可鼻饲。

3. 配制时的注意事项

(1) 无鲜牛奶时亦可用奶粉代之。豆粉、米粉、藕粉、肉汤、鸡汤皆可作为流质饮食, 煮沸后冲调鸡蛋、白糖、香油等的混合食物。

(2) 在配制过程中要防止污染, 凡需加用果汁、菜汁等, 可单独分容器装盛, 以防遇蛋白质形成颗粒堵塞胃管。

(3) 给患者鼻饲时, 应将混合奶与果汁、菜汁分别在不同的时间给予。

(二) 常见问题及处理

1. 恶心呕吐、腹泻 恶心呕吐、腹泻是常见不良反应, 其中腹泻是最常见的并发症, 发生率可高达 62%, 可能与鼻饲输注的温度和速度过快、量过大有关。处理措施: 减慢输注速度, 液量以递增的方式输入, 溶液温度保持在 40℃左右, 以减少对胃肠的刺激。

2. 胃潴留 患者因为胃肠蠕动慢, 并有输入的营养液潴留于胃肠内。处理措施: 每次输注溶液前先抽吸, 以了解胃是否已排空, 若残留量>100mL, 提示有胃潴留, 应报告医护人员。

3. 高血糖与低血糖

(1) 低血糖多发生于长期鼻饲饮食而突然停止者, 当发现患者有饥饿感, 并且有头晕、出冷汗、乏力、心慌的低血糖等表现时,应立刻报告医护人员。

（2）高糖血症与大量鼻饲高渗糖饮食有关,由于家属过分强调营养补充,使其配方中呈高糖成分。

4. 脱水　脱水可由腹泻、尿糖或者摄水不足引起,处理措施：照护中应加强病情观察,发现患者说口渴,并且嘴唇干、尿量减少甚至眼窝凹陷等脱水的表现时,要及时报告医护人员。

5. 脱管、堵管　脱管多因患者烦躁时自行拔除或翻身时不慎脱落,发生脱管后应立即报告医护人员。每次输注完毕后应立即冲洗鼻饲管,避免堵塞。

技能要求

鼻饲液灌注法

（一）操作准备

1. 环境准备　环境清洁宽敞,明亮通风。

2. 陪护员准备　工作服干净整洁,清洗双手。

3. 患者准备　询问患者鼻饲前是否需要大小便,根据需要协助排便。

4. 物品准备　50mL灌洗器(见图3-2)、治疗巾、鼻饲流食(38～40℃,见图3-3)、温开水、纱布、橡皮筋、胶布、弯盘。

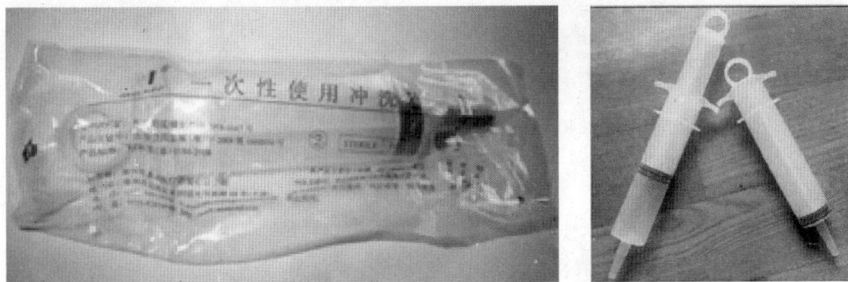

图 3-2　灌洗器

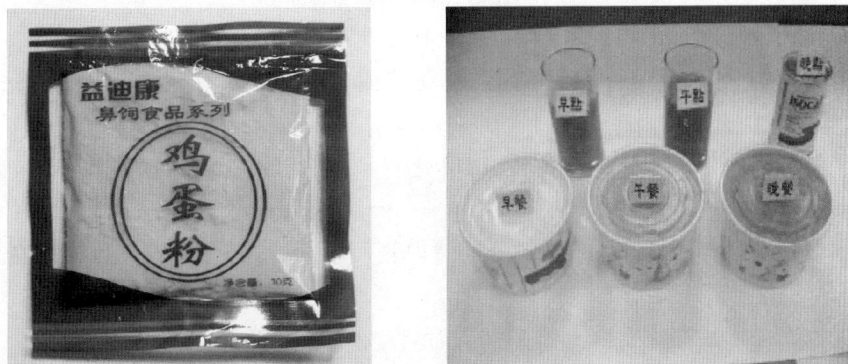

图 3-3　鼻饲流食

（二）操作步骤

步骤 1　解释沟通

向患者介绍本次进餐食物的种类，并询问有无特定要求。

步骤 2　灌注鼻饲液

（1）协助摆放体位，鼻饲前将床头抬高 30°～35°。

（2）检查胃管有无脱出，回抽胃液。

（3）无异常可缓慢注入 10～20mL 温开水。

（4）在手臂内侧皮肤上测试鼻饲液温度。

（5）灌注鼻饲流食（见图 3-4）。

（6）用 20mL 温开水冲洗胃管。

（7）固定胃管末端。

（8）嘱咐患者保持半卧位 30～60min 后再恢复平卧位。

步骤 3　整理、记录

（1）整理床单位，清理用物，将注射器洗净后放入治疗碗内，盖纱布备用。

（2）记录患者反应及鼻饲液的剂量。

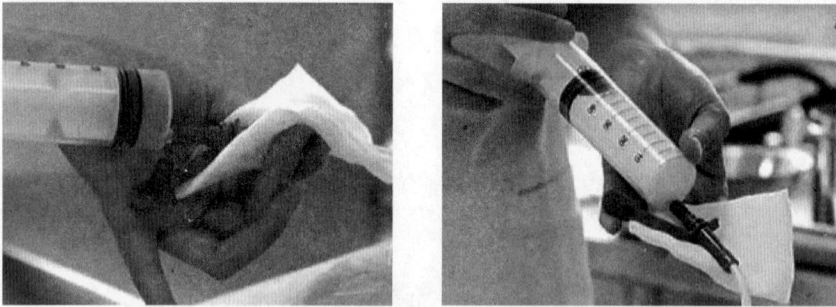

图 3-4　灌注鼻饲流食

（三）注意事项

（1）开始时鼻饲量应少、清淡，以后逐渐增多。

（2）每次灌注量包括水在内一般应在 200～300mL，每日 4～5 次，每次间隔 2h 以上。灌注速度要慢，一次灌注时间控制在 20min。

（3）鼻饲液最好现用现配；牛奶和果汁要分开灌入。

（4）鼻饲前要检查胃管有无脱出、松动或盘于口腔，如有问题应及时报告医护人员。

（5）鼻饲前回抽的液体如有血性、咖啡色胃液或大于 100mL，应停止鼻饲，并立刻报告医护人员。

（6）食物要冷却至 38～40℃，放于前臂内侧而不觉烫，方可注入。鼻饲食物温度过高或过低，可能会造成烫伤或冻伤黏膜。

（7）每次灌入后用少量温开水冲洗胃管，以免堵塞胃管。

（8）加强口腔照护，预防并发症。

本章思考题

1. 高血压患者饮食上要注意哪些问题？

2. 如何正确指导患者的饮食？

3. 鼻饲喂食前要观察哪些内容？

4. 为患者灌注鼻饲液中注意事项有哪些？

本章实训练习题

练习鼻饲液灌注法。

（袁葵）

第4章　排泄照护

第1节　排尿异常及留置导尿的照护

工作任务

　　患者,李红丽,女性,75 岁,车祸后瘫痪,大小便失禁,给予留置导尿。请问这个患者留置尿管如何照护? 如何观察尿量?

学习目标

1. 熟悉异常排尿情况。
2. 熟悉留置导尿患者尿液的观察及照护方法。
3. 能协助医护人员观察患者的尿量。

学习单元 1　异常尿液观察与排尿异常的照护

知识要求

(一) 异常尿液的观察

1. 尿量和次数异常

(1) 多尿:指 24h 尿量经常超过 2500mL,常见于糖尿病、尿崩症、肾功能衰竭等患者。

(2) 少尿:指 24h 尿量少于 400mL 或每小时尿量少于 17mL。多见于心、肾疾病和休克等患者。

(3) 无尿或尿闭:指 24h 尿量少于 100mL 或 12h 内无尿。多见于严重休克、急性肾功能衰竭、药物中毒等患者。

(4) 尿频:指单位时间内排尿次数增多,主要是由于膀胱及尿道感染或机械性刺激引起的。尿频同时伴有尿急、尿痛,称膀胱刺激征。

2. 尿液性质异常

(1) 颜色异常。

① 血尿：见于急性肾小球肾炎、输尿管结石、泌尿系统肿瘤、结核及感染。血尿的颜色，与尿液中所含红细胞数量的多少有关，尿液中含红细胞量多时呈洗肉水色(见图4-1)。

② 血红蛋白尿：呈酱油色或浓红茶色(见图4-2)。

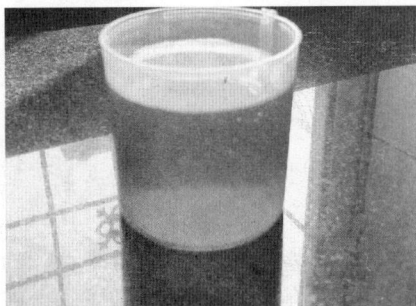

图4-1 血尿

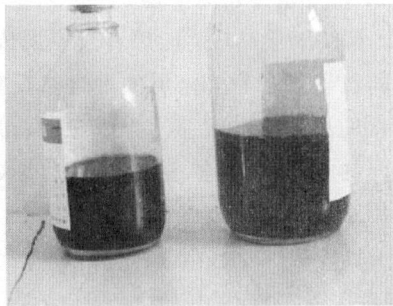

图4-2 血红蛋白尿

③ 胆红素尿：尿呈深黄色或黄褐色，振荡后的泡沫也呈黄色。多见于阻塞性黄疸和肝细胞性黄疸。

④ 乳糜尿：尿液中含有淋巴液，故尿液呈乳白色，多见于丝虫病。若同时含有血液，则尿呈杂褐色，称乳糜血尿(见图4-3)。

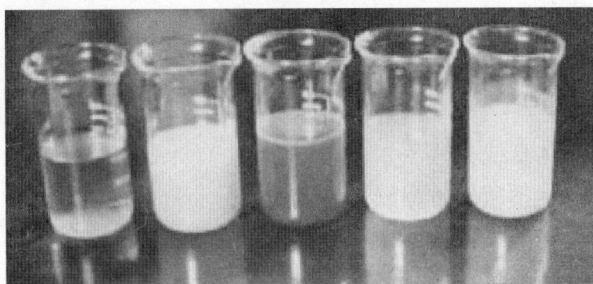

图4-3 乳糜尿和正常尿液的区别

⑤ 白色混浊：尿液中含有大量脓细胞、红细胞、上皮细胞、细菌或炎性渗出物时，排出的新鲜尿液呈白色絮状浑浊，多见于泌尿系统感染。

(2) 气味：新鲜尿有氨臭味，提示有泌尿道感染。糖尿病酮症酸中毒时，可有烂苹果气味。

(3) 比重：尿比重经常在1.010左右，疑有肾功能严重障碍。

3. 排尿方式异常：尿失禁、尿潴留等

(二) 排尿异常的照护

1. 尿失禁 尿失禁是指尿液不自主地流出。

(1) 心理照护：尿失禁患者往往感到自卑、苦恼、精神抑郁。因此，照护员应给予充分的理解、尊重，多安慰患者，使其树立恢复健康的信心，积极配合治疗和照护。

（2）皮肤照护：保持局部皮肤清洁干燥，尿失禁患者可使用尿垫并经常更换，减少异味；经常清洗会阴部皮肤，勤换衣裤、床单、衬垫等。

（3）外部引流：必要时应用接尿装置引流尿液。女患者可用女士尿壶紧贴外阴部接取尿液；男患者可用阴茎套连接集尿袋接取尿液，每天要定时取下阴茎套和尿袋，清洗会阴部和阴茎。此法只能短期使用。

（4）帮助重建排尿功能。

① 训练膀胱功能：向患者及家属说明膀胱训练的目的，并介绍训练的方法和所需的时间，以取得患者和家属的配合。观察患者的排尿情况，制定排尿时间表。定时使用便器，帮助患者建立规律的排尿习惯，初始时间隔时间可短，白天约 1～2h 使用便器一次，夜间约 4h 使用便器一次，以后逐渐延长间隔时间，以促进膀胱功能的恢复。使用便器时，用手轻轻按压膀胱，协助排尿。

② 肌肉锻炼：指导患者进行骨盆底部肌肉的锻炼，增强排尿的控制能力。具体方法：患者取立、坐或卧位，做排尿（排便）动作，先慢慢吸气，收紧骨盆会阴肌肉，像憋尿一样，再缓缓呼气并放松肌肉，像解尿一样，每次约 10s，连续做 10 次为一次锻炼，每日锻炼数次，以无疲劳的感觉为宜。

（5）鼓励患者多喝水多排尿，防止泌尿系统感染：病情允许的情况下，患者每日白天摄入液体 2000～3000mL，但入睡前限制饮水，减少夜间尿量，保证患者休息。

2. 尿潴留　尿潴留是指膀胱内潴留大量的尿液而又不能自主排出。

（1）心理照护：安慰患者，消除其紧张、焦虑的情绪。

（2）提供隐蔽的排尿环境：关闭门窗，用屏风或床帘遮挡，请无关人员回避。适当调整治疗和照护时间，让患者安心排尿。

（3）调整体位和姿势：扶卧床患者略抬高上身或坐起，尽可能使患者保持习惯姿势排尿。对需绝对卧床休息或某些手术患者，应事先有计划地进行床上排尿训练，以免因排尿姿势的改变而产生排尿困难，导致尿潴留。

（4）热敷、按摩：用热毛巾或热水袋热敷患者的腹部，可促进排尿。如病情允许，可按压膀胱，以协助排尿，具体方法：操作者位于患者的一侧，将手置于其下腹部膀胱膨隆处，向左右轻轻按摩腹部 10～20 次，促使腹肌松弛。然后，一手掌自患者膀胱底部向下推移按压，另一手以全掌面按压关元、中极穴（见图 4 - 4），以促进排尿。但要注意：

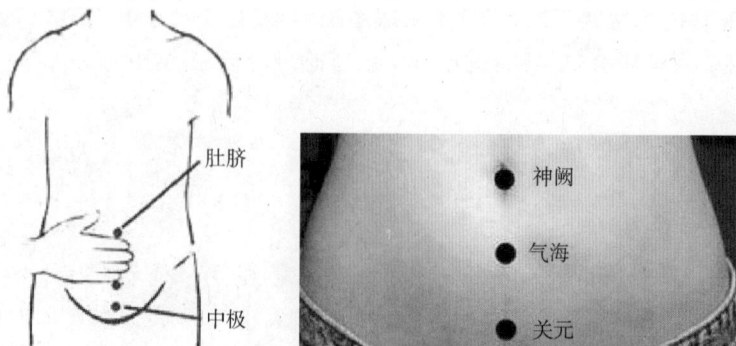

图 4 - 4　关元、中极穴

操作时用力均匀,由轻到重,逐渐加大压力,切勿用力过猛,避免损伤膀胱。持续时间一般为 1～3min,可见尿液排出,待按压至尿液排空后,再缓缓松手,不能见尿就停止按摩,以免排尿中断。如果经过推移按压一次后,未见尿液排出,不可强力按压,可按上述顺序重复进行,直至排尿成功。但年老体弱及有高血压病史的患者慎用。

(5)刺激排尿:使用措施诱导排尿,如听流水声,或用温水冲洗会阴。

技能要求①

指导患者盆底肌锻炼

(一)操作准备

1. 环境准备　环境清洁宽敞,温湿度适宜。

2. 陪护员准备　工作服干净整洁,清洗双手。

(二)操作步骤

步骤 1　解释沟通

询问患者是否需要排尿。

步骤 2　指导锻炼(见图 4-5)

(1)协助患者取立、坐或卧位。

(2)指导患者作排尿(排便)动作,先慢慢吸气,收紧骨盆会阴肌肉,像憋尿一样。

(3)再缓缓呼气并放松肌肉,像解尿一样。

(4)告知患者每次约 10s,连续做 10 次为一次锻炼,每日锻炼数次。

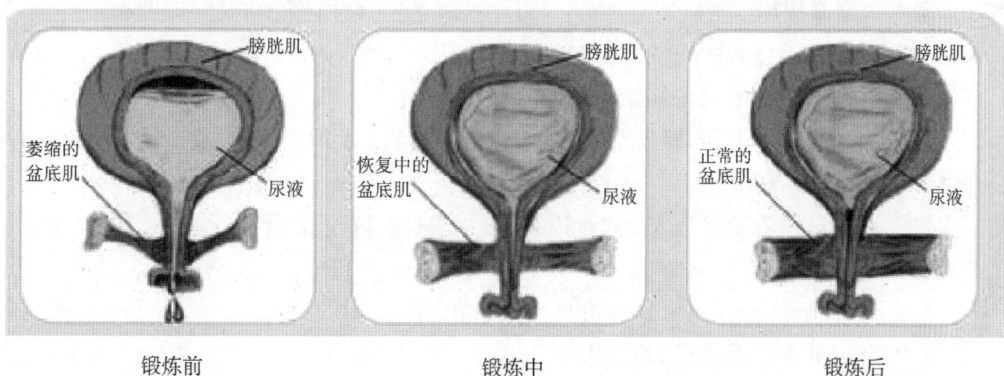

锻炼前　　　　　　　　　锻炼中　　　　　　　　　锻炼后

图 4-5　盆底肌锻炼前后效果对比

步骤 3　整理

协助患者取舒适体位,整理床单位。

(三)注意事项

锻炼以无疲劳的感觉为宜。

技能要求②

协助尿潴留患者腹部按压排尿

(一) 操作准备

1. 环境准备　环境整洁,温湿度适宜。关闭门窗,必要时屏风遮挡。

2. 陪护员准备　服装整洁,洗净并温暖双手,必要时戴口罩。

3. 物品准备　便盆或尿壶,热水袋(见图4-6)。

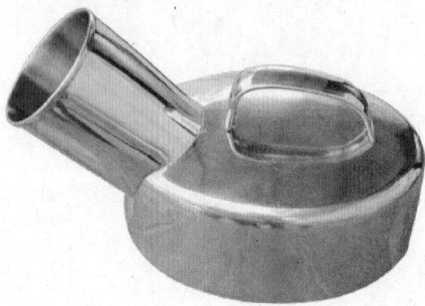

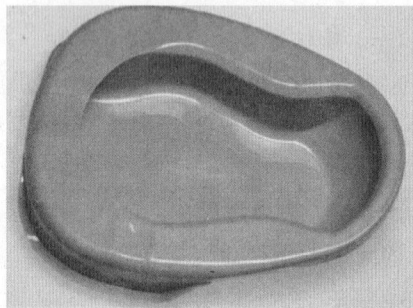

图4-6 尿壶和便盆

(二) 操作步骤

步骤1　解释沟通

查看患者腹部膀胱膨隆处并告之需要按摩腹部,以取得其合作。

步骤2　腹部按压

(1) 操作者位于患者的一侧,协助患者脱下裤子。

(2) 将便盆放于臀下或尿壶接尿。

(3) 将手置于其下腹部膀胱膨隆处向左右轻轻按摩腹部10~20次,促使腹肌松弛。

(4) 一手掌自患者膀胱底部向下推移按压,另一手以全掌面按压关元、中极穴,以促进排尿。

(5) 持续时间一般为1~3min,可见尿液排出。

(6) 待按压至尿液排空后,再缓缓松手。

(7) 取下便盆或尿壶。

(8) 协助患者穿好裤子,盖好盖被。

步骤3　整理

陪护员整理患者床单位,开窗通风。清洗便盆或尿壶。

(三) 注意事项

(1) 操作时用力均匀,由轻到重,逐渐加大压力,切勿用力过猛,避免损伤膀胱。

(2) 不能见尿就停止按摩,以免排尿中断。

（3）如果经过推移按压一次后，未见尿液排出，不可强力按压，可按上述顺序重复进行，直至排尿成功。

（4）年老体弱及有高血压病史的患者慎用此法。

学习单元 2　留置导尿的照护

知识要求

(一) 导尿术的基本知识

1. 定义　导尿术是指在严格无菌操作下，经尿道将导尿管插入膀胱引流尿液的方法。导尿术是一项侵入性的操作，操作不当很容易造成患者尿路感染。

留置导尿管术是在导尿后，将导尿管保留在膀胱内，引流尿液的方法。

2. 留置导尿的目的

（1）正确记录每小时尿量、测量尿比重，以密切观察患者的病情变化。如对危重、休克患者抢救时应用。

（2）避免手术中损伤膀胱。如盆腔手术前排空膀胱，使膀胱持续保持空虚。

（3）便于引流和冲洗，并减轻手术切口的张力，促进切口的愈合。如某些泌尿系统疾病手术后留置导尿管。

（4）保持会阴部的清洁干燥，为尿失禁或会阴部有伤口的患者引流尿液。

（5）尿失禁患者进行膀胱功能训练。

(二) 留置导尿管的照护

（1）避免尿液倒流回膀胱，引起感染。

① 集尿袋不能高于膀胱位置，不能挤压集尿袋。

② 注意及时排空集尿袋，并记录尿量，将尿液量告知医护人员。

（2）给患者翻身等操作时，注意避免导尿管受压、扭曲，保持尿液引流通畅。

（3）鼓励患者多饮水，保证每天尿量能达到 1000mL 以上，达到自然冲洗尿路的目的，可减少尿路感染，预防尿结石；除特殊疾病外，一般来说，每天至少需要摄入 2000mL 液体。

（4）患者离床活动时，将导尿管远端用胶布固定在大腿上，防止导尿管脱出。

（5）注意倾听患者的主诉，并观察尿液有无颜色改变、混浊和沉淀等情况，有异常时及时告知医护人员。

（6）训练膀胱反射功能：夹闭导尿管，每 3~4h 开放 1 次，使膀胱定时充盈和排空，促进膀胱功能的恢复。

（7）拔导尿管：需要拔尿管时，等待患者有尿意及时报告医护人员来拔出尿管。

技能要求

尿量的观察

（一）操作准备

1. 环境准备　环境清洁宽敞，冬天关好门窗。

2. 陪护员准备　工作服干净整洁，清洗双手，戴口罩及一次性手套。

3. 物品准备　治疗车，治疗盘，有刻度的量杯（见图4-7）。

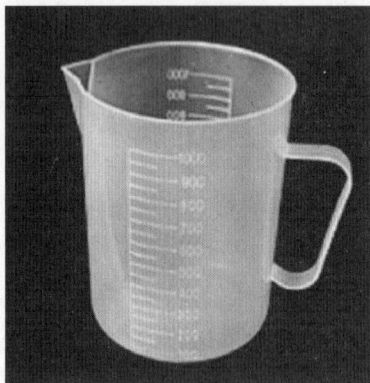
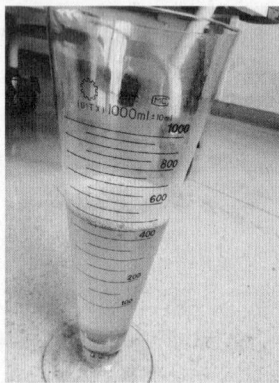

图4-7　量杯

（二）操作步骤（见图4-8）

步骤1　检查量杯情况

步骤2　解释沟通

步骤3　协助观察尿量

（1）打开引流袋下方开关。

（2）慢慢将尿液引流入量杯，避免外溅。

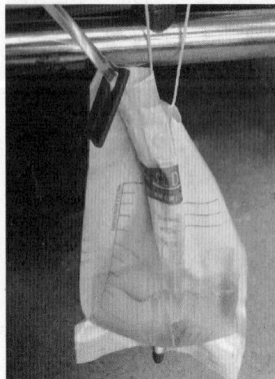
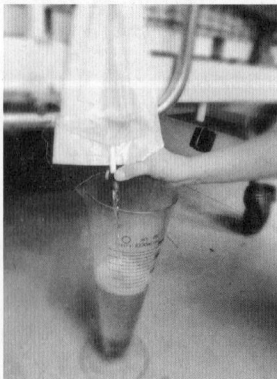
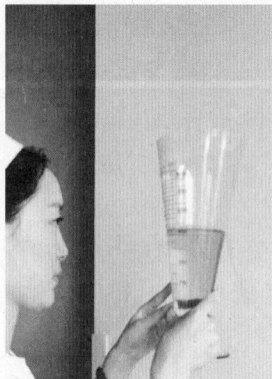

打开开关　　　　　　　放尿液　　　　　　　读尿量视线

图4-8　协助观察尿量

（3）关闭引流袋开关。

（4）准确读取量杯里的尿量，将倒尿时间及尿液量告知医护人员。

（5）观察尿液的颜色、是否有沉渣等，有异常及时告知医护人员。

步骤 4　整理

（1）协助患者卧位舒适，整理床单位。

（2）整理用物。

（3）消毒量杯。

（4）洗手。

（三）注意事项

（1）观察尿液的量、性状及颜色变化等，有问题及时联系医护人员。

（2）选用的量杯容量合适，透明无裂缝及漏液，刻度清晰可见无误。

（3）用 50mL 注射器注入一定量的清水于量杯中，将量杯读数与注射器读数相比较，看两者读数是否有差异，以检查量杯的准确性。

（4）读数时要注意视线与尿液面在同一水平上避免仰视及俯视而造成的读数不准。

第 2 节　排便异常及人工肛门的照护

工作任务

患者，张红杰，男性，55 岁，直肠癌手术后，留置人工肛门。需要给患者更换人工肛门袋。请问如何更换？平时应该注意哪些问题？

学习目标

1. 熟悉排便异常情况。

2. 熟悉人工肛门的观察与照护。

3. 学会人工肛门袋更换。

学习单元 1　粪便异常观察与排便异常的照护

知识要求

（一）粪便异常的观察

（1）排便次数：成人排便每天超过 3 次或每周少于 2 次，应视为排便异常。

（2）形状：便秘时粪便坚硬、呈栗子状。消化不良或急性肠炎时粪便为稀便或水样便。肠道部分梗阻或直肠狭窄,粪便常呈扁条形或带状。

（3）颜色：柏油样便见于上消化道出血；暗红色便见于下消化道出血；陶土色便见于胆道完全阻塞；果酱样便见于阿米巴痢疾或肠套叠；粪便表面鲜红或排便后滴血见于肛裂或痔疮出血；白色"米泔水"样便见于霍乱、副霍乱。

（4）气味：酸臭味便见于消化不良；腐臭味便见于直肠溃疡、肠癌；腥臭味便见于消化道出血。

（5）混合物：粪便中有大量黏液见于肠道炎症；粪便中伴有脓血见于痢疾、直肠癌。

（6）排便方式异常：便秘、粪便嵌顿、腹泻、大便失禁等。

（二）排便异常的照护

1. 便秘　便秘是排便形态改变,排便次数减少,每周少于 3 次。排便困难,粪便过干过硬。

（1）饮食调理：多食蔬菜、水果、粗粮等高纤维的食物。适当增加饮水量。病情许可时每日液体摄入量不少于 2000mL；多饮开水、柠檬汁等热饮料,适当提供轻泻食物（如梅子汁等）促进排便。

（2）适当运动：指导患者进行增强腹肌和盆底部肌肉的运动,以增加肠蠕动和肌张力；在体力允许的情况下,可按个人需要制订规律的活动计划并协助患者进行运动,如散步、打太极拳、做操等；卧床患者可进行床上活动。

（3）腹部按摩：每天起床前和入睡前进行顺时针腹部按摩（见图 4-9）,增加肠蠕动。

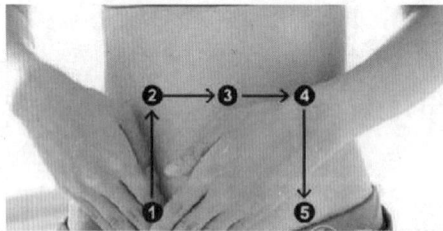

图 4-9　腹部按摩

（4）重建正常的排便习惯：让患者选择合适自身排便的时间,每天固定在此时间排便,理想的时间是饭后（早餐后最佳）,此时胃结肠反射最强,且时间充裕。

（5）遵医嘱服用缓泻剂或使用通便剂,如开塞露、甘油栓等,必要时采用灌肠法或人工取便法。缓泻剂（如酚酞、大黄等）可暂时解除便秘,但长期使用或滥用又可使个体养成对缓泻剂的依赖,导致慢性便秘的发生。

（6）舒适的排便姿势：病情允许时让患者尽量下床上厕所排便。床上使用便盆时,最好采取坐姿或抬高床头,利用重力作用增加腹内压促进排便（禁忌者除外）。对手术患者,在手术前应有计划地训练其在床上使用便器。

（7）心理照护：安慰患者,缓解因曾经有过排便不畅经历而引发的思想顾虑和心理负担,使其放松身心。

2. 粪便嵌顿　粪便嵌顿是指粪便坚硬不能排出,腹部胀痛,直肠肛门疼痛,肛门处有少量液化的粪便渗出。常发生于慢性便秘的患者。

（1）协助患者养成合理的膳食结构，并建立、维持正常的排便习惯，防止便秘的发生。

（2）早期使用栓剂、缓泻剂，必要时给予灌肠。

（3）以上方法无效时，进行人工取便术。

3.腹泻　腹泻是频繁排出稀薄而不成形的粪便，甚至水样便。同时或伴有腹痛、肠痉挛、疲乏、恶心、呕吐等现象。

短时的腹泻可以帮助机体排出刺激物质和有害物质，是一种保护性反应。但是，持续严重的腹泻，可使机体内的大量水分和胃肠液丧失，导致水、电解质和酸碱平衡紊乱。又因机体无法吸收营养物质，长期腹泻将导致机体的营养不良。

（1）饮食调理：饮食清淡，易消化。避免摄入油腻、辛辣、高纤维食物。严重腹泻者可暂时禁食。鼓励患者多饮水。

（2）卧床休息：注意腹部保暖。对于不能自理的患者应及时给予便盆，使身心充分休息。便盆清洗干净后，置于易取处，方便患者取用。

（3）皮肤照护：每次排便后用温水洗净肛门及臀部周围皮肤，保持周围皮肤清洁干燥。必要时，肛门周围涂擦软膏加以保护。长期卧床患者发生腹泻时，位注意观察尾骶部皮肤变化，预防压疮的发生。

（4）病情观察：记录排便的性质、次数等，必要时留取标本。

（5）心理照护：关心和尊重患者，给予心理安慰。协助患者清洗、沐浴、更换衣裤、床单、被套，使患者感到舒适。

4.排便失禁　排便失禁是指不受控制而不自主地排便。

（1）心理照护：排便失禁的患者常感到自卑和忧郁，期望得到理解和帮助。照护员应关心、尊重、理解患者，给予心理安慰与支持，帮助其树立信心，配合治疗和照护。处理粪便时，用屏风遮挡，保护隐私。

（2）帮助患者重建控制排便的能力：了解患者排便时间，掌握规律，定时给予便器，促使患者按时排便；教会患者进行肛门括约肌及盆底部肌肉收缩锻炼，其方法是患者取立、坐或卧位，试作排便动作，先慢慢收缩肌肉，然后再慢慢放松，每次 10s 左右，连续10 次，每次锻炼 20～30min，每日数次，以患者感觉不疲乏为宜。

（3）补液：观察并记录排便的量、性质。在病情允许的情况下，保证患者每天摄入足量的液体。

（4）皮肤照护：保持皮肤清洁干燥，床上铺一次性尿布，每次便后用温水洗净肛门周围皮肤及臀部皮肤。必要时，肛门周围涂擦软膏以保护皮肤，避免破损感染。

（5）环境清洁：保持床褥、衣服清洁，及时更换污染的衣裤、被单，定时开窗通风，除去不良气味，保持室内空气清新。

5.肠胀气　肠胀气是胃肠道内积聚过量的气体，不能排出，表现为腹部膨隆、腹胀、疼痛、打嗝和肛门排气过多。

（1）饮食调理：不吃产气过多的食物，如土豆、红薯、产气饮料等，指导患者进食或饮水时避免吞入大量空气,养成细嚼慢咽的饮食习惯。

(2)适当运动:协助患者下床活动,如散步;卧床患者可做床上活动或变换体位,以促进肠蠕动,减少肠胀气。

(3)对症治疗:轻微胀气时,可行腹部热敷、腹部按摩或针刺疗法。严重胀气时,遵医嘱协助医护人员给予药物治疗或行肛管排气。

技能要求

人工取便法

(一)操作准备

1.环境准备　环境整洁,温湿度适宜。关闭门窗,屏风遮挡。

2.陪护员准备　服装整洁,洗净并温暖双手,必要时戴口罩。

3.物品准备　无菌手套1只,弯盘,橡胶布及治疗巾各1块(或一次性尿布垫),肥皂液,卫生纸,便盆。

(二)操作步骤

步骤1　解释沟通

查看患者腹部并解释需要人工取便,以取得合作。

步骤2　人工取便

(1)协助患者取左侧卧位(见图4-10)。

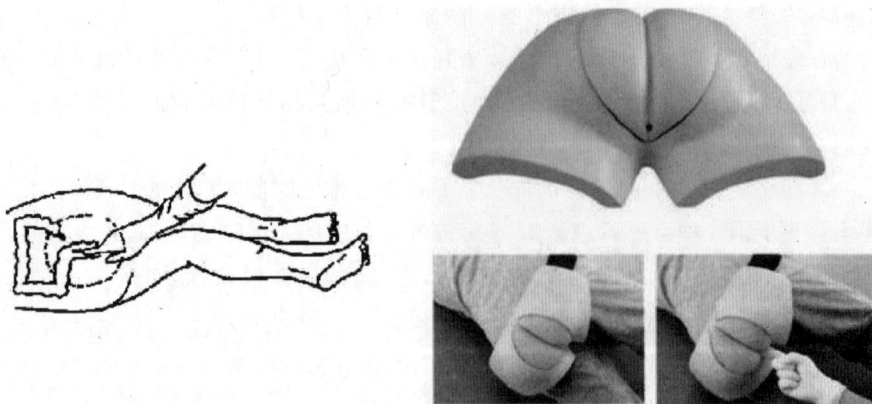

图4-10　简易人工取便

(2)协助患者脱裤子至膝盖。

(3)右手戴手套,左手分开患者臀部。

(4)右手食指涂肥皂液后,伸入直肠内,慢慢将粪便掏出,放于便盆内。

(5)取便完毕后,给予热水坐浴,以促进血液循环,减轻疼痛。

步骤3　整理

(1)整理用物,清洗双手,做好记录。

（2）开窗通风。

（三）注意事项

（1）动作轻柔，避免损伤肠黏膜或引起肛门周围水肿。

（2）勿使用器械掏取粪便，以避免误伤肠黏膜而造成损伤。

（3）取便时，注意观察患者，如发现其面色苍白、出冷汗、疲倦等反应，必须暂停，休息片刻后再操作。

学习单元 2　人工肛门的照护

知识要求

（一）人工肛门的基本知识

1. 人工肛门的概念与分类

（1）概念：将一段肠管拉出腹腔外并将肠管开口固定在腹壁上，用于排泄粪便，粪便可收集于贴于开口处的特制塑料袋内（见图 4-11）。

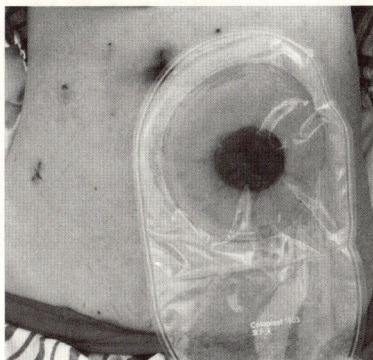

图 4-11　人工肛门

（2）分类：根据造口肠段部位的不同可分为回肠造口术、盲肠造口术及结肠（横结肠、乙状结肠）造口术；根据肠造口目的可以分为临时性造口和永久性造口等。

2. 人工肛门的健康指导

（1）饮食指导。

① 均衡饮食，定时进餐，避免生、冷、硬及辛辣等刺激性食物。

② 少进食不容易消化的食物，如花生、瓜子、松子、核桃和杏仁等干果。

③ 少进食纤维多的食物，如玉米、高粱、白薯及部分纤维多的蔬菜等。

④ 少吃带有特殊味道的食品，如大蒜、洋葱、韭菜、萝卜等，以及容易产生臭味的鱼、蛋、牛奶、羊肉等。

⑤ 注意饮食卫生，防止急性胃肠炎的发生。

（2）皮肤照护。

① 最主要的是保持造口周围皮肤清洁、干燥。每天用温水轻轻擦洗肛周皮肤，尤其是排便后要立即清洗，擦干后，扑撒爽身粉或滑石粉。患者洗澡应淋浴，避免脏水进入人工肛门内。

② 平时内裤应宽松，裤腰的松紧带不可压迫在人工肛门口上，外裤最好是背带裤。

③ 若皮肤红肿发炎或已经发生糜烂，可以遵医嘱用氧化锌软膏或紫草油等涂布造口周围皮肤。

④ 若发生过敏，则可在局部涂抹一些抗过敏的药膏如洁肤霜等，同时建议换用其他牌子的肠造口袋。

（3）预防造口狭窄：术后1周开始用手指扩张造口，每周2次，每次5～10min，持续3个月。操作要领为：指套上涂无菌液状石蜡，沿肠腔方向逐渐深入，以造口有扩张感为度，动作宜轻柔，忌用暴力，以免损伤造口或肠管。如发现造口狭窄、排便困难，及时就医。

（4）训练排便习惯：可以采用定时灌肠，这样定时反复刺激，可以养成定时排便的习惯。灌肠可以选择晚上20：00左右灌肠，这样既不影响白天的学习工作，也不影响晚上的用餐和休息。

（5）适当掌握活动强度，避免过度增加腹压，导致人工肛门结肠黏膜脱出。

（6）如果患者经济条件允许，可以选择使用一次性肛门袋；也可以使用那种反复清洗的肛门袋，只要清洗干净、晾干就可以。

（二）人工肛门袋更换

1. 更换目的

（1）保持人工肛门周围皮肤的清洁。

（2）评估人工肛门的功能状况。

（3）帮助患者掌握人工肛门的照护方法。

2. 造口袋的种类（见图4-12）

（1）一件式造口袋：用于各种造口（结肠、回肠、尿路），使用方便简单，一次性使用。适用于手脚灵活的人、老年人。

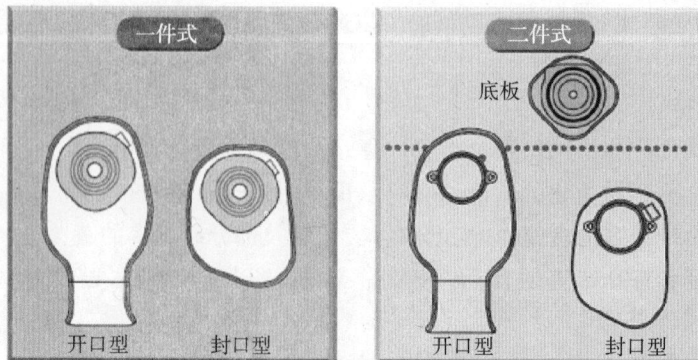

图4-12 造口袋

（2）二件式造口袋：包括底盘与袋子,袋子与底盘可分开,不用撕开底盘可照护造口,袋子更换方便,可避免对造口及周围皮肤的损伤,仅需更换造口袋。按开口方式分为开口袋和闭口袋,按颜色可分为透明袋和非透明袋。肠口脱垂、肠造口旁疝气者,尽量不用二件式造口袋。

3.造口的其他照护物品

（1）皮肤保护膜（见图4－13）：减轻皮肤由于底盘粘贴和卸下时的损伤,防止皮肤开裂,以及渗出液的污染。洗干净皮肤,待晾干后,用袋内纱布均匀地将保护剂涂在皮肤上,数秒后保护剂形成保护膜。这样,当从皮肤上撕除胶布、绷带或其他器械及用品时,皮肤就不会再受到损伤。

（2）造口护肤粉：用于吸收造口周围皮肤上液体的一种造口照护用品,能够帮助胶板粘贴,促进皮肤愈合。在皮肤清洁、完全干燥后,喷洒少量造口粉于受刺激的暴露皮肤处,只需表面浅浅一层即可,用手或软面巾纸轻轻地将多余的造口粉擦掉;造口粉只需覆盖有刺激的皮肤区域,不要洒在完整无损的皮肤区域。

（3）防漏膏、防漏条（见图4－14）：对于造口周围出现皮肤塌陷或者褶皱的患者,可以使用防漏膏、防漏条填补从而避免底盘和皮肤粘贴不牢的情况出现,保持皮肤干爽,防止排泄物侵蚀造口袋粘胶,延长造口袋使用时间。

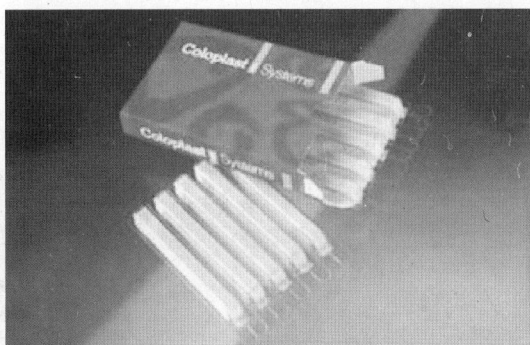

图4－13　皮肤保护膜

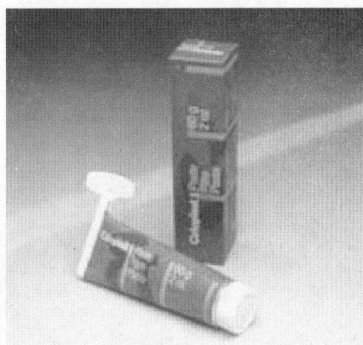

图4－14　防漏膏、防漏条

技能要求 1

一件式造口袋更换

（一）操作准备

1. 环境准备　环境整洁，温湿度适宜。关闭门窗，必要时屏风遮挡。

2. 陪护员准备　服装整洁，清洗双手，戴手套。

3. 物品准备　治疗盘内置：一件式造口袋（见图 4 - 15）、剪刀、造口尺寸表（见图 4 - 16）、纱布或棉球、弯盘、治疗碗及镊子、治疗巾及橡皮治疗巾、无菌生理盐水、手套。

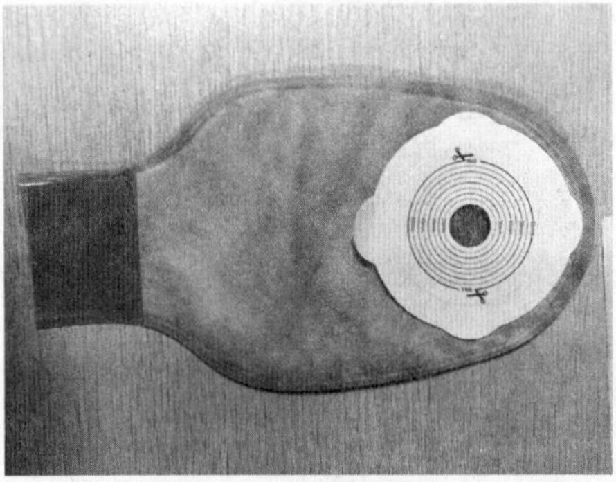

图 4 - 15　一件式造口袋

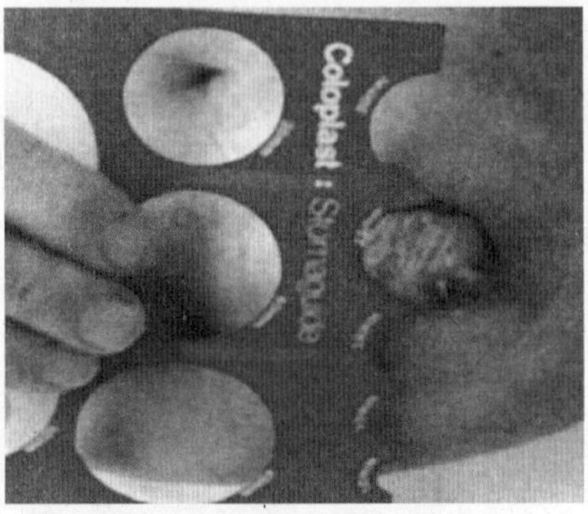

图 4 - 16　造口尺寸表

（二）操作步骤（见图 4 - 17）

步骤 1　解释沟通

陪护员向患者解释更换的内容、目的、要求，以取得配合。遮挡患者。

步骤 2　更换粪袋

（1）暴露造口部位，将所备用物放在容易取到的地方。

（2）观察造口处及周围皮肤是否异常。

（3）铺一次性治疗巾于造口侧下方。

（4）戴手套，将造口袋取下，放在弯盘中。

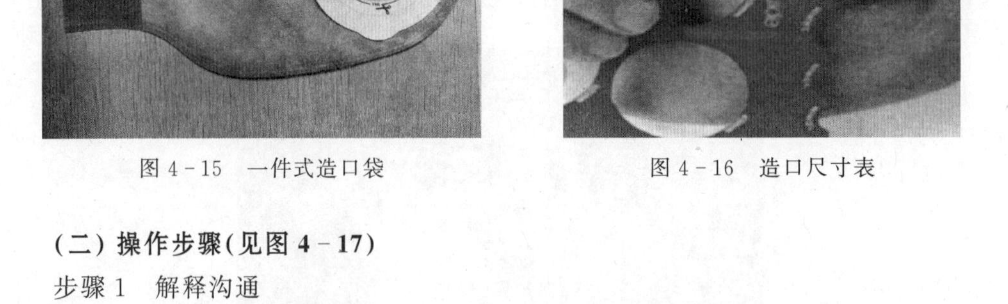

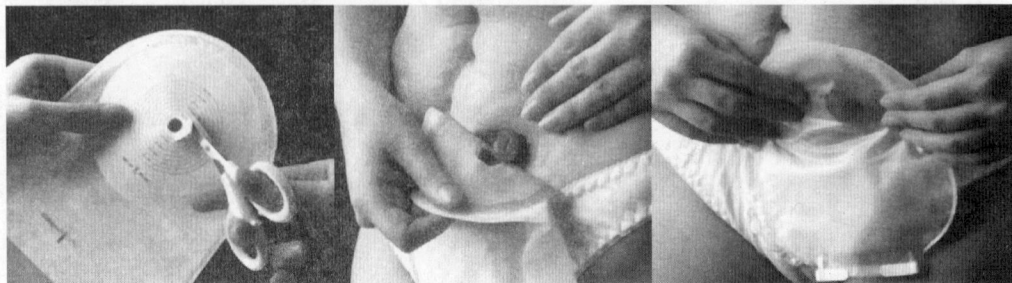

图 4 - 17　一件式造口袋更换

（5）用镊子夹取盐水棉球,把造口处及周围皮肤擦拭干净。

（6）用造口尺寸表测量造口大小。

（7）在造口袋背面贴纸处根据测得造口的尺寸大小剪洞。

（8）撕去贴纸,将造口袋对准造口,从下往上贴。

（9）轻轻将造口袋紧密贴于腹部皮肤。

步骤 3　整理、记录

（1）协助患者整理衣服并恢复舒适卧位。整理用物,清洗双手。

（2）观察排泄物形状、颜色、量。

（3）开窗通风。

(三) 注意事项

（1）造口粘贴中心孔径剪切合适,比造口直径大 1～2mm。

（2）保持皮肤干净、干燥,轻轻地擦干皮肤。粘贴新的照护用品时,要确保皮肤干燥。如果皮肤需要特别的保护时,可以使用皮肤保护膜等专用照护用品。

（3）把换下来的袋子扔进垃圾箱,请不要冲入厕所。

（4）用温水或生理盐水清洁造口及周围皮肤,请不要使用肥皂及酒精等刺激物品擦洗(清洁造口时,可能黏膜会有少量流血,属正常现象)。

📝 **技能要求②**

二件式造口袋更换

(一) 操作准备

1.环境准备　环境整洁,温湿度适宜。关闭门窗,必要时屏风遮挡。

2.陪护员准备　服装整洁,清洗双手,戴手套。

3.物品准备　治疗盘内置:二件式造口袋(见图 4－18)、剪刀、纱布或棉球、弯盘、治疗碗及镊子、治疗巾及橡皮治疗巾、无菌生理盐水、手套。

(二) 操作步骤(见图 4－19)

步骤 1　解释沟通

陪护员向患者解释更换的内容、目的、要求,以取得配合。遮挡患者。

步骤 2　更换粪袋

（1）暴露造口部位,将所备用物放在容易取到的地方。

（2）观察造口处及周围皮肤是否异常。

（3）一次性治疗巾放于造口侧下方。

（4）戴手套,将造口袋取下,置于弯盘中。

（5）用镊子夹取盐水棉球,将造口处及周围皮肤擦拭干净。

（6）用造口尺寸表测量造口大小。

（7）在造口底盘上依测得造口的尺寸大小剪洞。

（8）撕去贴纸，将底盘对准造口，从下往上贴。

（9）按压底盘使紧密贴于腹部皮肤。

（10）安装造口袋（见图4-20）。

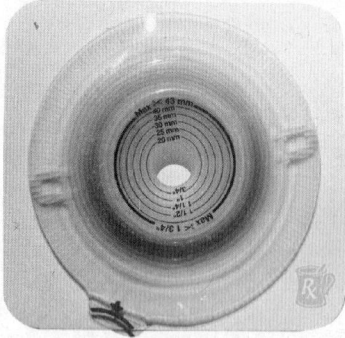

图4-18　二件式造口袋

图4-20　安装造口袋

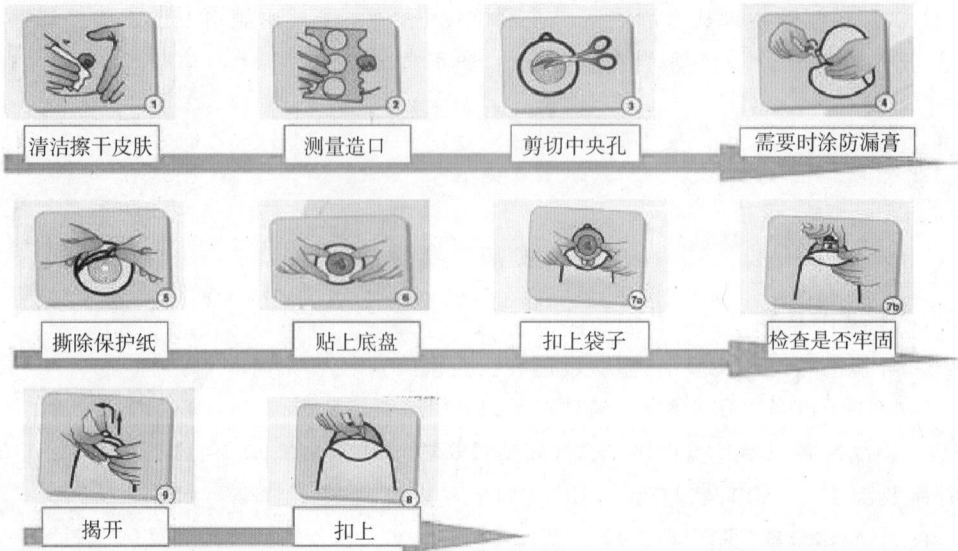

清洁擦干皮肤	测量造口	剪切中央孔	需要时涂防漏膏
撕除保护纸	贴上底盘	扣上袋子	检查是否牢固
揭开	扣上		

图4-19　二件式造口袋更换步骤

步骤3　整理、记录

（1）协助患者整理衣服并恢复舒适卧位。整理用物，清洗双手。

（2）记录排泄物形状、颜色、量。

（3）开窗通风。

步骤4　清洗

取下后直接用清水冲洗，在通风处晾干备用。

（三）注意事项

（1）造口粘贴中心孔径剪切合适，比造口直径大1～2mm。

（2）保持皮肤干净、干燥，轻轻地擦干皮肤，粘贴新的照护用品时，要确保皮肤干燥。如果皮肤需要特别的保护时，可以使用皮肤保护膜等专用照护用品。

（3）造口底盘出现渗漏应及时更换，造口周围出现皮肤破溃、皮肤发红宜使用溃疡粉。

（4）用温水或生理盐水清洁造口及周围皮肤，请不要使用肥皂及酒精等刺激物品擦洗（清洁造口时，可能黏膜会有少量流血，属正常现象）。

第 3 节　呕吐患者的照护

工作任务

患者，刘先生，46 岁。因"胃十二指肠溃疡瘢痕性幽门梗阻"近半月来反复呕吐，请问：患者呕吐时你应该做哪些工作？

学习目标

1. 了解呕吐的分类及原因。
2. 熟悉呕吐物的观察内容。
3. 学会对呕吐患者进行照护。

学习单元 1　呕吐的相关知识

知识要求

（一）呕吐的概述

呕吐的概念　呕吐是常见症状，表现为上腹部特殊不适感，常伴有头晕、流涎、脉缓、血压降低等症状。呕吐可将有害物质从胃排出人体从而起保护作用，属于自动防卫行为。

（二）呕吐的分类

一般分反射性、中枢性、前庭障碍性、神经官能性四大类。

1. 反射性呕吐　反射性呕吐特点，有恶心先兆，吐后不感到轻松，胃虽已排空但仍干呕不止。见于腹腔器官的炎症（如阑尾炎、胆囊炎、胰腺炎、腹膜炎）、胆道蛔虫症、肠梗阻。

2. 中枢性呕吐　脑水肿、颅内占位病变、脑炎脑膜炎等，均可引起颅压增高而发生呕吐。呕吐呈喷射性而且可相当严重。多不伴有恶心、但有剧烈头痛，呕吐与饮食无关。

3.前庭障碍性呕吐 晕动病:本症状常发生在航空、乘船、乘汽车或火车时,以脸色苍白、出汗、流涎、恶心、呕吐等为主要表现,原因未明。可能是由于反复的俯仰运动,旋转或上下颠簸,导致迷路刺激。迷路功能丧失的人,常不会患晕动病,与精神因素可能有重要关系。有些身体健康的人,对乘车、乘船,完全不能耐受;有的虽能耐受,但在车船中嗅到不愉快的气味,或听到震耳的噪音等不良刺激,即可发生恶心、呕吐。

4.神经官能性呕吐

(1)呕吐发作和精神刺激有关,呕吐可立即发生,毫不费力每口吐出量不多,吐毕又可再食,虽长期反复发作而营养状况影响不大。

(2)嗅到不愉快的气味,听到震耳的噪音或见到厌恶的食物而出现的呕吐,称条件反射呕吐,也属神经官能性呕吐范畴。

(3)女性和神经系统不稳定的人,其呕吐中枢兴奋阈限较低,受各种刺激作用时易发生呕吐。

(三)呕吐物的观察

1.性质 一般呕吐物含有消化液及食物,偶见寄生虫。

2.量 正常成人胃可容纳 1～2L 食量,如呕吐量超过一般胃容量,应考虑有无幽门梗阻或其他异常情况。

3.颜色

(1)鲜红色:由于急性大出血,血液在胃内时间较短,尚未来得及与胃酸内容物发生反应。

(2)咖啡色:由于血液在胃内滞留时间较长。

(3)黄绿色:提示胆汁反流。

(4)米泔水样:应警惕霍乱、副霍乱等肠道传染病。

4.气味 一般呕吐物呈酸味。苦味多由于胆汁反流;腐败味多见于幽门梗阻。粪臭味见于低位肠梗阻。

5.颅内压增高时,呕吐呈喷射状。胃幽门梗阻、胃潴留者常见饭后呕吐。

学习单元2 呕吐患者的照护

知识要求

(一)一般呕吐患者的照护

1.心理照护

(1)对呕吐患者给予关怀、同情、不嫌脏臭,消除患者怕别人讨厌的心情,减轻其紧张。

(2)及时发现呕吐前患者常有的症状,表现为低血压、头晕、目眩、出冷汗及软弱无力,同时伴有紧张不安的情绪。

（3）对精神性呕吐患者消除一切不良因素刺激,可用暗示方法解除其不良的心理因素。

2. 体位

（1）患者站立时发生呕吐要立即搀扶其坐下或躺下。

（2）病情轻者取坐位,重症、体力差或昏迷患者应侧卧,头偏向一侧,迅速取容器接取呕吐物。

（3）婴幼儿发生呕吐时,取卧位将头侧向一边,也可将其抱起坐于膝上,右手轻轻拍小儿背部,身体稍向前倾。恰当的体位是防止呕吐物呛入气管,引起窒息或吸入性肺炎的重要环节。

（4）胸腹部有伤口者,呕吐时应按压伤口,以减轻疼痛及避免伤口撕裂。

3. 保持呼吸道通畅　窒息死亡是呕吐最严重的并发症,因此保持呼吸道通畅至关重要。特别是对小儿、老年、神志不清、昏迷患者及呕吐大量鲜血者。

患者呕吐时陪护员应陪伴在旁,密切观察患者的面色、呛咳及呼吸道通畅情况。少量呕吐物呛入气管时,轻拍患者背部可促使其咳出;量多时,应立即通知医护人员。

4. 清洁口腔　患者发生呕吐后,协助给予口鼻清洁。

（1）清醒患者给予温开水或生理盐水漱口。

（2）婴幼儿、昏迷患者应做好口腔照护,检查耳内、颈部有无流入呕吐物。

（3）必要时更换衣单,整理床铺,帮助患者取舒适卧位。

（4）将盛呕吐物的容器及污物拿出病室,使患者有一个安静、清新、舒适的环境。

5. 呕吐物处理

（1）患者发生呕吐时,应了解呕吐前的饮食、用药情况、不适症状以及呕吐的时间、方式,呕吐物的性质、量、色味以便判断其发病原因。

（2）根据需要保留呕吐物送检。

（3）呕吐物应消毒处置后方可倒入下水道。常用消毒药物为 0.1％新洁尔灭、3％碘伏,加入呕吐物内,放置 2h 后再倒入下水道。

（4）盛呕吐物的容器清洗后,应高压蒸汽消毒或煮沸 30min 后,才能再用,痰盂等可放于 3％漂白粉澄清液,或 1％次氯酸钠溶液内浸泡 2h 以上,取出备用。

6. 观察、记录　观察呕吐物的性质、量、色、味及次数,并做好记录。

7. 呕吐不止者,需暂停进食呕吐停止后,可给予热饮料,以补充水分。

（二）化疗患者呕吐的照护

1. 评估　了解患者的病史,通过患者以前的经历来预测或评估患者恶心、呕吐的可能性。全面评估恶心、呕吐发生的频率、持续时间和严重程度,评估症状的发生给患者带来的痛苦和对患者生活质量的冲击。

2. 创造良好的环境

（1）保持室内整洁安静、空气清新,为患者营造舒适而轻松的环境。

（2）对一些喜爱音乐的患者,在化疗时播放他们平时喜爱的音乐,可以分散注意力,适当减轻化疗时恶心、呕吐的症状。

（3）对情绪化的患者,要安排单独的房间或小房间,以避免相互影响,加重病情。

3. 心理支持和健康教育　应以热情、关心和支持的态度,耐心听取患者的主诉和要求,通过与患者的交往,改变患者的不良心理,促进其达到接受治疗和康复所需的最佳身心状态。

4. 饮食照护

（1）每天应评估患者进食和消耗的情况,了解患者能否有足够地摄入来补充消耗。

（2）食物应尽量清淡、少量多餐,避免油腻及辛辣的食物。应鼓励患者进食高能量、高蛋白、富含维生素及易于消化的饮食,摄取充足的水分,如汤、果汁、开水、糖水或盐水,以避免脱水,保持水电解质及酸碱平衡。

（3）呕吐时,可停止普通饮食,改为流质或半流质饮食,如稀饭、麦片粥或清汤。

5. 给药时间及注意事项　协助医护人员及时准确给予止吐药物,必要时使用镇静药物辅助治疗。

6. 体位　卧床呕吐时应立即扶其坐起,用手托住患者前额,以免引起呛咳。

7. 呕吐后助患者用温水漱口,及时清理呕吐物。观察呕吐物的性质、量、色、味及次数,并做好记录。

技能要求

呕吐患者照护

（一）操作准备

1. 环境准备　环境整洁,温湿度适宜。

2. 陪护员准备　服装整洁,洗净并温暖双手,必要时戴口罩。

3. 物品准备　盛有温水的脸盆、毛巾,必要时备清洁衣裤、床单、被套。

（二）操作步骤

步骤1　解释沟通

步骤2　呕吐照护

（1）立即搀扶患者坐下或躺下,头偏向一侧。婴幼儿发生呕吐时,也可将其抱起坐于膝上,右手轻轻拍小儿背部,身体稍向前倾。

（2）迅速取容器接取呕吐物。

（3）陪护员密切观察患者的面色、呛咳及呼吸道通畅情况。少量呕吐物呛入气管时,轻拍患者背部可促使其咳出。量多时,应立即通知医护人员。

（4）清醒者给予温开水或生理盐水漱口。

（5）将盛呕吐物的容器及污物拿出病室。

（6）记录呕吐物的性质、量、色、味及次数。

步骤 3　整理

（1）必要时更换衣单，整理床铺，帮助患者取舒适卧位。

（2）呕吐物应消毒处置后方可倒入下水道。

（3）盛呕吐物的容器清洗后，应高压蒸汽消毒或煮沸 30min 后，才能再用，痰盂等可放于 3％漂白粉澄清液，或 1％次氯酸钠溶液内浸泡 2h 以上，取出备用。

（4）陪护员整理患者床单位，开窗通风。清洗毛巾，刷洗脸盆。

（三）注意事项

（1）胸腹部有伤口者，呕吐时应按压伤口，以减轻疼痛及避免伤口撕裂。

（2）常用消毒药物为 0.1％新洁尔灭、3％碘伏、加入呕吐物内，放置 2h 后再倒入下水道。

▌本章思考题▐━━━━━━━━━━━━━━━━━━━━━━━━━━━━━━

1.排尿、排便异常情况有哪些？

2.尿液的异常表现有哪些？

3.应该使用何种清洗液清洗造口周围皮肤？

4.简述肠造口患者的饮食要求？

5.留置导尿管的患者要如何照护？

6.简述肠造口的皮肤照护要求？

7.人工肛门术后患者如何训练排便习惯？

8.呕吐时如何照护？

本章实训练习题▨▨▨▨▨▨▨▨▨▨▨▨▨▨▨▨▨▨▨▨▨▨▨▨▨▨▨▨

1.练习给患者倒尿液并且观察。

2.练习帮助患者更换一件式造口袋。

3.练习帮助患者更换二件式造口袋。

4.练习帮助患者清洗造口袋。

5.练习照护呕吐患者。

（袁葵）

第5章 给药照护

第1节 呼吸道给药的照护

工作任务

患者,张某某,男性,78岁,卧床不起。最近因"慢性支气管炎急性发作",咳嗽咳痰,痰液黏稠不易咳出,医嘱给予布地奈德 1mg,特步他林 5mg,异丙托溴胺 $500\mu g$ 加生理盐水 5mL 雾化吸入,一天两次。您作为陪护员,如何为患者做好雾化吸入?

学习目标

1. 能协助患者进行雾化吸入。
2. 掌握手压式雾化吸入法的操作。
3. 掌握雾化器的清洁、消毒和保管方法。

学习单元1 呼吸道给药的基本知识

知识要求

(一) 特点

呼吸道吸入给药是应用雾化装置将药液分散成细小的雾滴以气雾状喷出,经鼻或口吸入呼吸道。吸入药物除了对呼吸道局部产生作用外,还可以通过呼吸道吸收而产生全身性的药物疗效。吸入用药具有操作简便、用药量少、起效快、副作用小等特点。

(二) 目的

(1) 消除呼吸道炎症,减轻咳嗽(湿润气道、减少刺激),祛痰(稀释痰液、以利排出)。

(2) 解除支气管痉挛,使气道通畅,改善通气功能。

(3) 预防呼吸道感染,常用于胸部手术前、后呼吸道感染的预防。

(4) 配合人工呼吸机使用,湿化呼吸道,防止呼吸道干燥不适和分泌物干燥结痂等。

（三）常用药物

常用药物：消炎药；化痰、止咳药；解痉平喘药；抗过敏药。

（四）种类

常用的呼吸道吸入给药方法有：超声雾化吸入、氧气雾化吸入和手压式雾化吸入。本单元主要描述超声雾化吸入、手压式雾化吸入法。

1. 超声雾化吸入法 雾量大小可以根据患者的需要进行调节，雾化液轻度加温，吸入的气雾以温暖、舒适为宜（见图5-1）。

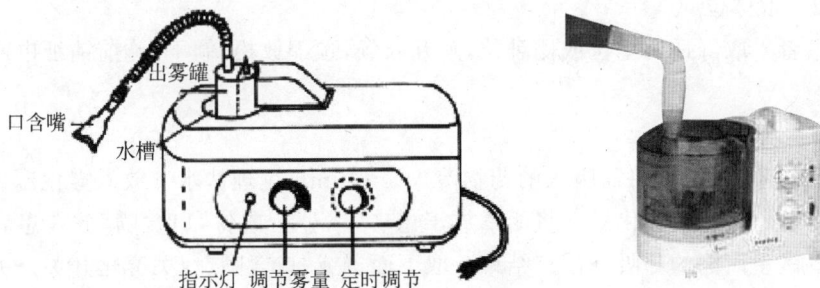

出雾罐
口含嘴
水槽
指示灯 调节雾量 定时调节

图5-1 超声雾化器

2. 手压式雾化吸入法 将雾化器含在嘴里，在患者吸气时用拇指按压雾化器顶部，使药液喷出随吸气进入气道。主要用于治疗哮喘（见图5-2）。

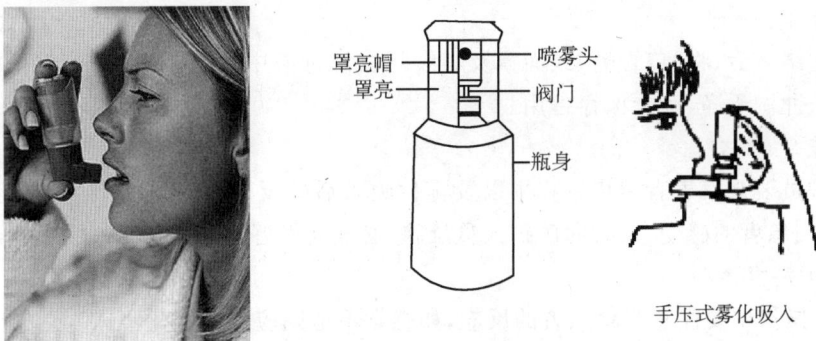

罩亮帽 喷雾头
罩亮 阀门
瓶身

手压式雾化吸入

图5-2 手压式雾化器

学习单元2 雾化吸入的操作技能

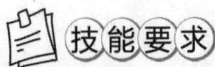

技能要求

雾化吸入法

（一）操作准备

1. 环境准备 环境整洁、空气清新，房间内无打扫卫生、铺床或更换床单等操作。

2. 陪护员准备　工作服干净整洁,洗净双手(双手无长指甲或指环)。

3. 患者准备　协助患者取舒适体位。

4. 准备用物　超声雾化吸入器一套(包含面罩或含口管),药物、蒸馏水或凉开水、纸巾或患者的干毛巾等。

(二)操作步骤

步骤 1　解释

解释雾化吸入的目的和配合方法。

步骤 2　取体位

协助患者采取舒适的坐位或侧卧位,解开衣领,颈部放松,颌下、胸前铺纸巾或铺干毛巾。

步骤 3　药液吸入

(1)超声雾化吸入:将需吸入的药物溶入 5～10mL 生理盐水→放入雾化罐或雾化杯内→开启电源→调节雾化量→将面罩放于患者口、鼻上或将"口含嘴"放在患者的口中→嘱患者做慢而深的呼吸→治疗结束→取下面罩或"口含嘴"→关雾化开关→关电源开关→协助患者清洁口腔、擦干面部,取舒适体位。

(2)手压式雾化吸入:取下雾化器保护盖→充分摇匀药液→将雾化器倒拿→接口端放在患者双唇间→嘱患者平静呼吸,在开始吸气时按压气雾瓶顶部使药液喷出→嘱患者屏气一会再呼气→协助患者清洁口腔、擦干面部,取舒适体位。

步骤 4　整理

雾化结束后,将"口含嘴"或面罩及螺纹管在消毒液中浸泡 1h 后在流水下清洗,药杯用清水冲洗干净,晾干保存备用。

步骤 5　观察

陪护员要观察患者雾化过程中以及雾化吸入后的反应,咳嗽、咳痰、气喘等情况的变化,询问患者的感受,及时向医护人员反映,必要时做好记录。

(三)注意事项

(1)操作中要注意观察患者的反应,如感觉不适则应停止雾化吸入。

(2)水槽和雾化罐内切忌加温水或热水,水槽内无水时,不可开机,以免损坏机器。

(3)用物专用:雾化吸入用物,如:"口含嘴"或面罩、手压式雾化器等专人一套专用,用后及时清洁、消毒、晾干备用。

(4)治疗时间和疗程:雾化吸入每次治疗 15～20min,每日 1～2 次,5～10 次为一疗程。

第 2 节　Ⅰ期压疮创面换药的照护

工作任务

患者张某某,经过治疗,呼吸困难有所好转,今晨给他翻身时,发现右侧臀尖部皮肤发红,中间发硬,有一元硬币大小,患者自诉局部有点痛。请问:您作为陪护员,如何做好臀部皮肤的照护?

学习目标

1. 熟悉压疮创面的分类。
2. 掌握Ⅰ期压疮的照护操作技能。

知识要求

压疮的概念、发生原因、好发部位、预防措施等知识内容已在患者陪护员(初级)中进行阐述。本节主要内容是压疮的分期和Ⅰ期压疮的照护。

(一) 压疮创面的分期

压疮程度从轻到重,创面表现也不一样。

1. Ⅰ期压疮 局部皮肤可用"红、肿、热、痛"来描述,即皮肤呈暗红色,触之有肿硬、温热感,患者自诉疼痛或者麻木,但皮肤是完整的(见图5-3)。

2. Ⅱ期压疮 局部皮肤呈紫红色,有大小不一的水泡,假如水泡破了,则可见潮湿红润的创面,患者感觉疼痛(见图5-4)。

3. Ⅲ期压疮 局部皮肤破损,连及皮下组织有溃烂,有黄色渗出液,或覆有脓液,患者疼痛加剧(见图5-5)。

4. Ⅳ期压疮 最严重的压疮,感染坏死向周边及深层扩展,皮下组织及肌肉均会坏死、发黑、脓液增多发臭,严重者可引起败血症,造成全身感染而危及生命(见图5-6)。

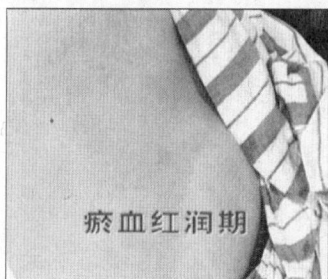

图5-3 Ⅰ期压疮

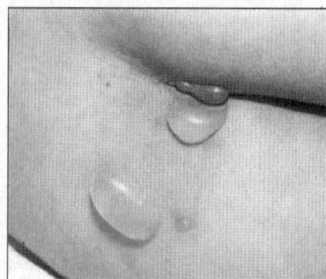

图5-4 Ⅱ期压疮

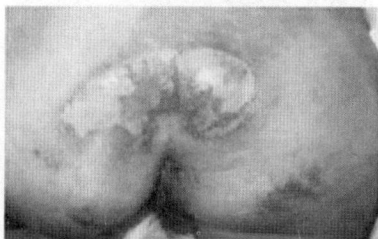

图5-5 Ⅲ期压疮

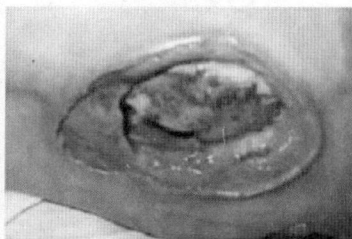

图5-6 Ⅳ期压疮

技能要求

Ⅰ期压疮的照护

（一）操作准备

1. 环境准备　环境整洁、室内光线要充足、空气清洁、温度适宜,病室内无打扫卫生、铺床或更换床单等操作,无同室患者进餐中。

2. 陪护员准备　工作服干净整洁,洗净并擦干双手(双手无长指甲或指环)。

3. 患者准备　协助患者取合适体位。

4. 用物准备　2%～5%聚维酮碘(PVP-I、碘伏)、干棉签、一次性压疮敷料贴:泡沫敷料(见图5-7)、透明贴(见图5-8)、皮肤保护膜、溃疡贴(见图5-9)等。所用的一次性无菌物品必须是密封并在有效期内的合格产品。

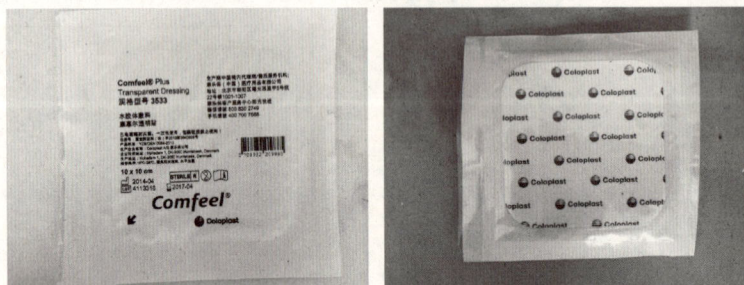

图5-7　泡沫敷料

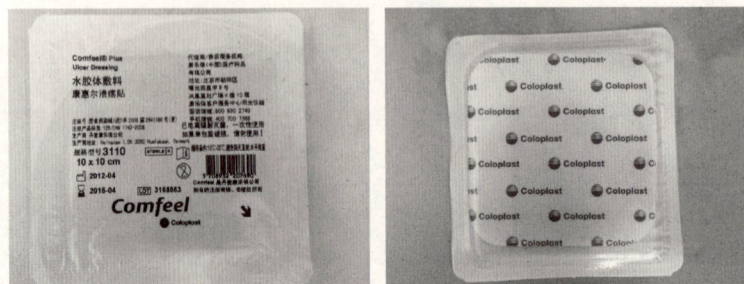

图5-8　透明贴

图5-9　溃疡贴

（二）操作步骤

步骤 1 解释

解释压疮换药照护的目的和配合方法。

步骤 2 取体位

协助患者采取合适的卧位,充分暴露压疮部位,必要时局部身下铺清洁纸巾或铺一次性无纺巾。

步骤 3 换药照护

避免局部受压和减除局部压力是关键

（1）方法一：碘伏外涂——一次性棉签蘸取 2％～5％的碘伏,在红肿部位外涂,待自然干燥,一日数次,可以促进炎症消退,同时避免局部受压。

（2）方法二：压疮敷料贴的使用——局部清洁干燥后,根据红肿皮肤范围的大小,选择或者剪取合适大小的敷料贴,如泡沫敷料、透明贴、皮肤保护膜等,可起到减压、保护皮肤的作用,该类敷料透气性好,便于观察局部皮肤变化状况。一般情况下可 2～3 天更换一次,但如有潮湿、污染等应及时更换。

步骤 4 整理

患者用过的棉签、敷料等要放入黄色垃圾袋,按照医疗垃圾处理,不可以随意丢弃或者和生活垃圾混放。操作完毕,洗手、记录或者向医护人员汇报。

（三）注意事项

（1）操作中要注意保暖和照顾患者的隐私,避免不必要的暴露。

（2）不得按摩骨突压红的部位。

（3）不得使用气圈类的装置。

（4）不得使用爽身粉。

（5）不得涂抹凡士林氧化锌软膏等油剂。

（6）提倡湿式愈合理念,不得使用烤灯。

（7）Ⅱ期及以上的压疮,会有不同程度的皮肤破损、创面渗出、溃烂等,陪护员要配合医护人员做好各项工作：换药时协助患者取合适的体位；换药后正确处理用物；平时注意保护创面局部组织及敷料,防止受压、潮湿、污染等,有异常及时告知医护人员（Ⅲ期压疮与Ⅳ期压疮必须由医务人员处理）。

本章思考题

1. 雾化吸入用物如何清洁保管？

2. Ⅰ期压疮照护的注意事项有哪些？

（李爱夏）

第6章　病情观察

第1节　生命体征的观察与测量

工作任务

患者孙老伯,72岁,下午睡醒后诉怕冷,发抖。测体温39℃,对该患者如何监测生命体征?

学习目标

能正确协助医护人员对患者进行生命体征的观察与测量。

学习单元1　生命体征的观察

知识要求

体温、脉搏、呼吸及血压称生命体征,它是人体内在活动的客观反映,是衡量人体状况的科学依据,人的生命体征在健康状况下变化很小,但在患病时,则会发生明显变化,因此人的生命体征的变化表明人的身体健康状况。通过测量体温、脉搏、呼吸及血压,可以为治疗和照护工作提供依据。

(一) 体温

1. 正常体温　　正常人体温在36.0～37.0℃,口腔舌下温度为37.0℃(范围在36.3～37.2℃);直肠温度为36.5～37.7℃(比口腔温度高0.3～0.5℃);腋下温度为36.0～37.0℃。

2. 生理性变化　　正常体温24h内随人体新陈代谢的情况而变动,如在运动、进食后体温会稍升高,休息睡眠时体温稍降;清晨3～5时最低,5～7时最高,但升高幅度不大,一般不超过1℃。

3. 发热的程度　　以口腔温度为标准,低热:37.3～38.0℃;中度热:38.1～

39.0℃;高热:39.1~41.0℃;超高热 41.0℃以上。

4.发热的过程 可分为三个阶段:

(1)体温上升期:患者表现为发冷、发抖、脸色苍白、无汗。体温上升方式有突然升高(如肺炎)和慢慢升高(如伤寒)。

(2)高热持续期:患者表现为皮肤发红、发烫、呼吸和脉搏加快。

(3)退热期:其特点为散热增加而产热趋于正常。患者表现为大量出汗,皮肤温度降低。退热方式有突然退热和慢慢退热两种。体温下降时因大量出汗,易出现虚脱,患者表现为血压下降、脉搏弱、快、四肢冰冷等,陪护人员应注意观察。

(二)脉搏

脉搏是指随着心脏节律的收缩和舒张,在浅表动脉上摸到的动脉搏动。

1.正常脉搏及生理变化

(1)脉率:即每分钟脉搏搏动的次数。成人为 60~80 次/min,它会随着年龄、性别、活动和情绪激动时暂时增快,休息和睡眠时较慢。

(2)脉律:即脉搏的节律,正常的脉律,脉搏搏动均匀规则,间歇时间相等。

2.异常脉搏

(1)脉搏增快:每分钟超过 100 次为速脉,常见于发热、贫血、心功能不全、休克期及阵发性心动过速等疾病。

(2)脉搏缓慢:每分钟少于 60 次为缓脉,常见于颅内压增高、房室传导阻滞等。

(3)节律异常:脉搏的搏动不规则,间隔时间时长时短,称节律异常。间歇脉是在正常均匀的脉搏中出现一次提前而较弱的脉搏,也称过早搏动。

(4)强弱异常:细弱及强弱交替出现等现象。如脉搏强大有力,称洪脉,见于高热、甲状腺功能亢进患者;脉搏细弱无力,称丝脉,见于大出血、休克等患者。

3.测量部位 凡浅表靠近骨骼的大动脉,首选桡动脉,其次为颞动脉、颈动脉、足背动脉等。

(三)呼吸

呼吸是指机体在新陈代谢过程中,不断地从外界吸取氧气、排出二氧化碳的过程,即机体和环境之间的气体交换。

1.正常呼吸及生理变化 正常的成人呼吸为 16~20 次/min,频率和深浅可随年龄、性别、活动、情绪等因素而改变。正常成人快,患者稍慢;同龄女性比男性稍快;活动和情绪激动时增快,休息和睡眠时相对较慢。

2.异常呼吸

(1)频率改变:①呼吸增快:成人每分钟呼吸超过 24 次,称呼吸增快。见于高热、缺氧等患者。②呼吸减慢:成人每分钟呼吸少于 10 次,称呼吸减慢。见于颅内疾病、安眠药中毒等。

(2)呼吸困难:呼吸频率、节律、深浅度均发生改变。患者呼吸费力,胸闷烦躁,不能平卧,并出现口唇和指(趾)甲床发绀、鼻翼翕动。根据临床表现可分:①吸气性呼吸困难:见于上呼吸道梗阻时。吸气时间延长,出现三凹征。见于喉头水肿、喉头异物的患者。②呼气性呼吸困难：见于下呼吸道梗阻时。呼气时间延长。多见于哮喘患者。③混合性呼吸困难：吸气和呼气均感费力，呼吸快而表浅。多见于肺部感染。

（3）其他：节律、深浅度改变及音响异常等。

（四）血压

血压是指血液在血管内流动时对血管有侧压力。当心脏收缩时，血液射入主动脉，此时动脉管壁所受的压力称为收缩压；当心脏舒张时，动脉管壁弹性回缩，此时动脉管壁所受的压力称为舒张压。收缩压和舒张压之差称为脉压差。

1.正常血压的范围及生理变化　正常成人安静时，收缩压为 90～140mmHg，舒张压为 60～90mmHg，脉压差为 30～40mmHg。生理变化：年龄和性别：血压随年龄的增长而增长，中年以后女性、男性血压差别小。昼夜变化：一般在傍晚时血压高于清晨，过度劳累或睡眠不佳时血压稍增高。环境：在寒冷环境中血压可上升，高温环境中血压可略下降。精神状态：紧张、恐惧、兴奋及疼痛可引起精神状态的改变，导致收缩压升高，舒张压一般无变化。劳动、饮食、吸烟和饮酒也可影响血压值。

2.异常血压

（1）高血压：未服用高血压药物的情况下，血压持续或非同日 3 次以上收缩压≥140mmHg，舒张压≥90mmHg。

（2）低血压：收缩压＜90mmHg，舒张压＜60mmHg。

学习单元 2　生命体征的测量

技能要求1

体温的测量

（一）操作准备

1.环境准备　室内光线适中。

2.陪护员准备　工作服干净整洁，清洗双手。

3.患者准备　安静状态下，测温前半小时未喝冷热饮料。

4.用物准备　消毒体温表（需检查体温表有无破损，汞柱是否在 35℃ 以下）、放置污体温表的容器、消毒液纱布、放置污纱布的容器、记录单、笔、有秒针的表。

（二）操作步骤

步骤 1　解释沟通

告知患者测量体温的目的，取得患者配合。

步骤 2 测量

根据病情、各种体温计选择合适的测量体温的方法。

1. 玻璃汞柱式体温计使用方法

（1）口腔测温法（见图 6-1）：将口表汞端斜放于舌下→嘱患者闭嘴用鼻呼吸，勿用牙咬体温表→3min 后取出→用消毒液纱布擦净→看清度数后→将体温表度数挥至 37℃下浸入消毒液容器中。

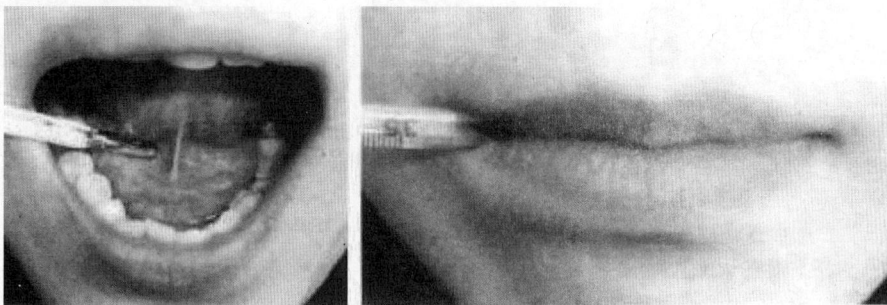

图 6-1 口腔测温法

（2）腋下测温法（见图 6-2）：先擦干腋下汗液→将体温表汞端放于腋窝深处并紧贴皮肤→嘱患者屈臂过胸夹紧体温表，不能合作者应协助其夹紧上臂→10min 后取出→用消毒液纱布擦净→看清度数后→将体温表度数挥至 37℃下浸入消毒液容器中。

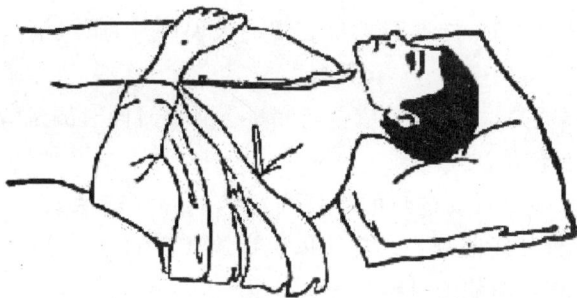

图 6-2 腋下测温法

（3）直肠测温法：不能采用以上两种测温方法时，选用直肠测温法，患者取侧卧、屈膝仰卧位→露出臀部→用润滑剂润滑肛表汞端→轻轻插入肛门 3～4cm→3min 后取出→用消毒液纱布擦净肛表→看清度数后→将肛表度数挥至 37℃下浸入消毒溶液容器内→用卫生纸为患者擦净肛门→整理衣被→协助患者取合适的卧位。

2. 红外线体温计使用方法

（1）红外线前额式体温计测温法：探头对准额头→按下测量键→几秒钟后语音播报体温度数→75％酒精擦拭探头（见图 6-3）。

（2）红外线耳式体温计测温法：患者被测耳部朝上→取下探头盖→探头套上干净的新耳套→向后（枕骨方向）轻拉耳道→探头放入耳道→按下测量键→1s 后听到嘀声取出→看清体温度数→取下脏耳套，盖上探头盖（见图 6-4）。

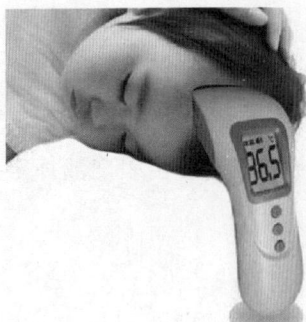

图 6-3　红外线前额式体温计测量方法

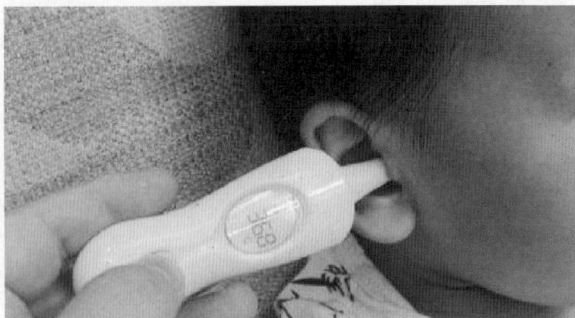

图 6-4　红外线耳式体温计测量方法

步骤 3　记录

在规定本子上记录测得的体温值。

（三）注意事项

1. 玻璃汞柱式体温计使用注意事项

（1）测量前检查体温表有无破损，汞柱是否在 35℃以下。在甩体温表时用手腕部力量，不能触及他物，以防撞碎。

（2）切忌把体温表放在热水中清洗或在沸水中煮，以防爆裂。

（3）刚进食或面部冷热敷后，应待 30min 后方可测量。

（4）为重病患者测量时，应守护在旁。

（5）不慎咬碎体温表时，立即清除口腔内的玻璃碎片，服蛋清或牛奶，以促进汞的排出。

（6）发现测得体温与病情不符，应重新测量。必要时同时测量口温和肛温作对照。

2. 红外线体温计使用注意事项

（1）为避免因外在过冷或过热的环境而影响红外线前额式或耳式体温计的准确度，在使用前必须将红外线前额式或耳式体温计放在室温约（16～35℃）的一般环境下至少 30min，以避免不正确的测量结果。

（2）红外线前额式体温计测量时应避免额头出汗潮湿。

（3）红外线耳式体温计测量前请先检查探头薄膜是否损坏，如有损坏请勿使用。

（4）为测得正确温度值，测量时请务必将探头对准耳膜，并且与耳道密合。

（5）同一个人左右耳温度通常略有不同，最好每次都测同一耳，以便于比较。

（6）侧睡会导致被压住的耳朵温度升高，最好等几分钟后再测或者测另一耳。

（7）耳道中耳垢太多会影响准确度，应该保持耳道清洁。避免耳垢粘于耳套上，导致测量不准确。没装耳套测量，会导致不正确的测温值，且容易造成探头薄膜损坏。每次使用后请换上新耳套，以避免交叉感染及测量不准。

（8）在剧烈运动后，应该休息至少 30min 后再进行测量。

（9）当连续重复测量时，请在每次测量之间将探测头移开，并至少间断休息 5s 之后再进行下一次测量，如此可获得最正确的测量结果。

（10）发现测得体温与病情不符，应重新测量。必要时同时测量口温和肛温作对照。

技能要求②

脉搏的测量

（一）操作准备

1.环境准备　室内光线适中、安静。

2.陪护员准备　工作服干净整洁，清洗双手。

3.患者准备　患者安静状态下，如剧烈活动后休息 20min 后再测。

4.用物准备　记录单、笔、有秒针的表。

（二）操作步骤

步骤 1　解释沟通

告知患者测量脉搏的目的，取得患者配合。

步骤 2　测量

以测桡动脉为例，患者取坐位或卧位→手臂放于舒适位置，手腕部伸展→将食指、中指和无名指的指端轻放在桡动脉上，压力大小以能清楚地触及脉搏为宜→一般情况下测 30s，将所测脉搏数乘以 2，即为脉率/min。异常脉搏、危重患者应测 1min。脉搏测量方法如下（见图 6-5）。

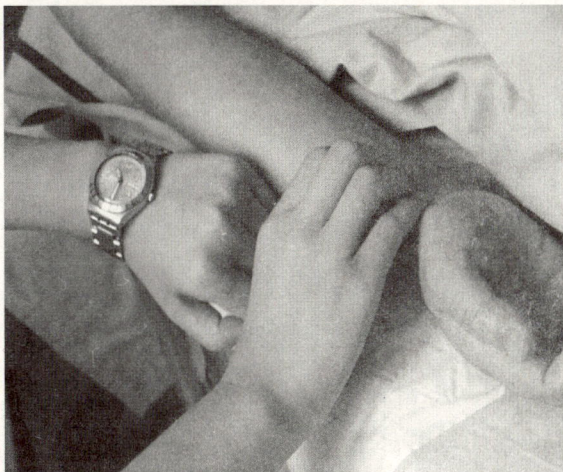

图 6-5　脉搏测量方法

步骤 3　记录

在规定本子上记录测得脉搏值。

（三）注意事项

（1）陪护员不可用拇指诊脉，因拇指小动脉搏动较强，易与患者的脉搏相混淆。

（2）为偏瘫患者测脉搏时应选择健侧肢体。

（3）测脉搏时发现异常须及时与医护人员汇报。

技能要求③

呼吸的测量

（一）操作准备

1. 环境准备　室内光线适中、安静。

2. 陪护员准备　工作服干净整洁,清洗双手。

3. 患者准备　患者安静状态下,测量脉搏后保持原姿势不变,同时测呼吸。诊脉前需保持安静,如剧烈活动后休息 20min 再测。不告知患者何时测呼吸。

4. 用物准备　记录单、笔、有秒针的表。

（二）操作步骤

步骤 1　解释沟通

告知患者测量呼吸的目的,取得患者配合,但测量时,不告知患者何时测呼吸。

步骤 2　测量

测量脉搏后保持原姿势→观察胸部或腹部起伏次数,一起一伏为一次,观察 30s 数数,乘以 2。异常呼吸观察 1min;呼吸微弱的患者用少许棉花丝置于患者鼻孔前,数 1min。

步骤 3　记录

在规定本子上记录呼吸次数。

（三）注意事项

（1）患者应处于安静状态。

（2）注意患者呼吸节律及深度变化。

（3）测量呼吸时不要让患者察觉。

技能要求④

血压的测量

（一）操作准备

1. 环境准备　室内光线适中、安静。

2. 陪护员准备　工作服干净整洁,清洗双手。

3. 患者准备　测量血压时患者须在安静状态下,运动后需休息 20～30min 再测。

4. 用物准备　血压计(先需检查血压计玻璃管有无破裂,水银在零位,关紧气门充气,检查袖带、胶管无漏气)、听诊器、笔、纸。

（二）操作步骤

步骤 1　解释沟通

告知患者测量血压的目的,取得患者配合。

步骤2　选测量部位

常用部位有上肢肱动脉。

步骤3　摆测量体位

患者取坐位或仰卧位,露出一侧上臂,伸直肘部,并稍外展,手掌向上。被测肢体与心脏处于同一水平,即坐位时肱动脉平第四肋软骨,仰卧位时肱动脉平腋中线。

步骤4　测量血压

测量血压方法见图6-6。

(1)放平血压计→开启汞槽开关→排尽袖带内余气→将袖带气袋中部对着肘窝平整地缠于上臂,松紧以放入一指为宜,袖带下缘应距肘窝2~3cm。

(2)戴听诊器→先触及肱动脉并感觉到搏动→再将胸件音膜置于肱动脉处并稍加压固定(胸件音膜不可塞在袖带下)→关闭气门,充气至肱动脉搏动音消失(此时袖带内压力大于心脏收缩压,血流阻断),再升高20~30mmHg→以每秒约4mmHg的速度放气,使汞柱缓慢下降→双眼平视汞柱所指刻度,在听诊器中听到第一声搏动音,此时汞柱所指刻度即为收缩压读数→随后搏动音逐渐增强,当袖带内压力降至于心脏舒张压相等时→搏动音突然变弱或消失,此时汞柱所指刻度即为舒张压读数。

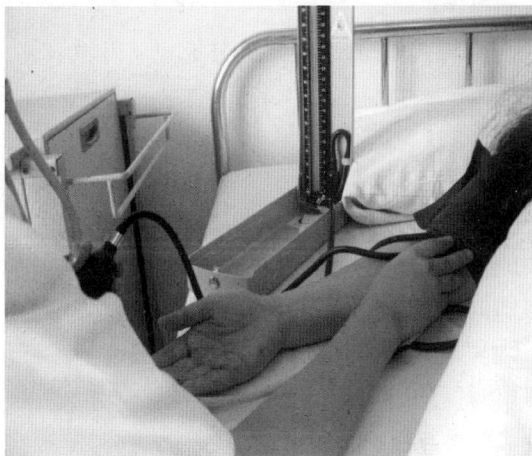

图6-6　测量血压方法

步骤5　记录

以分数式记录,即收缩压/舒张压,口述时应先读收缩压,后读舒张压。

步骤6　整理

测量后,排尽袖带内余气→解开袖带→整理袖带并放入盒内→将血压计盒盖右倾45°,使汞回流槽内→关闭汞槽开关,平稳放置,并整理用物。

(三) 注意事项

(1)测量血压时患者须在安静状态下,运动后需休息20~30min再测。

(2)卷衣袖,露上臂,必要时脱袖,手掌向上。

（3）袖带松紧要适度,过松会使血压偏高,过紧会使血压偏低。

（4）血压计应平放,不能倒置,被测肢体的肱动脉、血压计零点、心脏应在同一水平。

（5）对偏瘫患者,应在健侧手臂上测量。

第2节　协助医护人员进行各种给药后的观察与照护

工作任务

患者李奶奶,78岁,有慢性支气管炎、哮喘病史20年,今受凉后出现高热、呼吸急促,测体温39.8℃,脉搏98次/min,心律齐,呼吸28次/min,血压140/85mmHg,医嘱于吸氧、抗炎、平喘、补液、降温等治疗,医护人员已为患者吸氧、肌注复方氨基比林针降温、青霉素皮试、输液、雾化吸入等治疗,对该患者如何进行各种给药后的观察与照护?

学习目标

能正确协助医护人员对患者进行各种给药后的观察与照护。

知识要求

（一）口服给药后的观察与照护

口服给药后观察药物疗效,应观察患者原有症状是否好转或加重等情况;同时注意观察是否有头痛、头晕、耳鸣、耳聋、恶心、呕吐、口干、皮疹、咳嗽、面色潮红、呼吸困难等药物不良反应发生,发现异常,应立即向医护人员汇报,保留药物包装,或记住药名,必要时立即监测患者生命体征,等待医护人员到来。

（二）注射给药后的观察与照护

皮内、皮下、肌肉注射给药后,协助医护人员进行药物疗效观察,观察患者有无头痛、头晕、耳鸣、耳聋、恶心、呕吐、口干、皮疹、咳嗽、面色潮红、呼吸困难等药物不良反应发生,注射部位局部有无红、肿、热、痛、硬结、渗液、渗血等,发现异常,应立即向医护人员汇报,必要时立即监测患者生命体征,等待医护人员到来。

（三）静脉输液给药后的观察与照护

静脉输液给药后的观察患者有无发热、发冷、发抖、头痛、头晕、耳鸣、耳聋、恶心、呕吐、口干、咳嗽、呼吸困难、气促、胸闷、心跳加快、皮疹、面色潮红、面色苍白等;穿刺静脉有无红、肿、热、痛、渗液、渗血等,发现异常,关闭输液,立即向医护人员汇报,平时无特殊情况,切勿自行调节输液滴速快慢,必要时立即监测患者生命体征,收氧等待医护人员到来。

┃本章思考题┣

1. 生命体征的观察内容有哪些？
2. 各种给药后的观察内容有哪些？

本章实训练习题

1. 练习正确测量与记录生命体征的方法。
2. 练习各种给药后发现异常的简单应急处理方法。

（何萍）

第7章　消毒隔离

![工作任务]

患者男性,76岁,诊断为"甲型肝炎"收住入院,请问患者用过的餐具如何消毒?患者的排泄物如何处理?如何进行病室空气消毒?

![学习目标]

1.掌握消毒、灭菌的概念与目的。
2.熟悉消毒灭菌的原则。
3.掌握紫外线灯管消毒法。
4.了解化学消毒剂的应用原则。
5.掌握熏蒸法。

第1节　消毒灭菌的相关知识

![知识要求]

清洁、消毒、灭菌的概念已在患者陪护员(初级)中进行阐述。本单元主要学习内容是消毒、灭菌的目的与原则。

1.消毒、灭菌的目的

(1)防止疾病的发生和传播。

(2)保护易感人群和工作人员,避免受到传染。

(3)增进患者的健康。

2.消毒、灭菌的原则

(1)明确消毒灭菌的对象:具体分析引起感染的途径、传播的媒介、病原微生物的种类,有针对性地选择和使用消毒剂。

(2)采取适当的消毒灭菌方法:根据消毒灭菌的对象选择简单、有效、不损坏物品、来源丰富、价格便宜的消毒灭菌方法。

（3）明确影响消毒灭菌效果的因素。

①微生物的数量：污染的微生物数量越多，需要消毒灭菌的时间就越长，使用剂量就越大。

②温度：随着温度的升高，杀菌作用增强，但温度的变化对各种消毒剂影响不同。

③微生物的抵抗力：不同类型的病原微生物对消毒剂的抵抗力不同，进行消毒时必须区别对待。

（4）加强监测：保证消毒灭菌时的剂量，加强效果监测，防止再次污染。

第2节　常用消毒灭菌法

学习单元1　物理消毒灭菌方法

知识要求

常用的物理消毒灭菌方法如煮沸消毒法、日光暴晒法技能要求已在患者陪护员（初级）中进行阐述，本单元主要学习内容是紫外线灯管消毒法和臭氧消毒法。

紫外线灯管消毒法（见图7-1）：消毒空气时应扫清尘埃，关闭门窗，从灯亮5～7min后计时，时间不少于30min，有效距离不超过2m。消毒物品时应将物品挂起或摊开，扩大照射面，有效距离1m，时间不少于30min。紫外线灯管消毒时需保护眼睛和皮肤。照射时人应离开房间，人无法离开时应戴防护镜、穿防护衣。

臭氧消毒法（见图7-2）：臭氧对空气中的微生物有明显的杀灭作用，采用20mg/m³浓度的臭氧，作用30min，对自然菌的杀灭率达到90%以上。用臭氧消毒空气，必须是在封闭空间，且室内无人条件下进行，消毒后至少过30min才能进入。

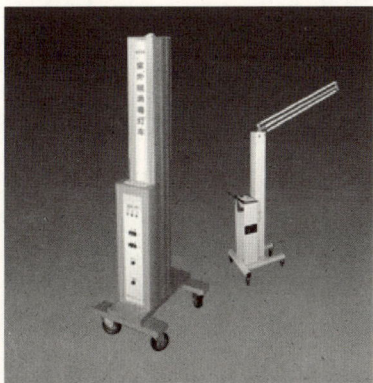

图7-1　紫外线消毒灯　　　　　　图7-2　臭氧消毒机

技能要求①

紫外线灯管消毒法

（一）操作准备

1. 物品准备　紫外线消毒灯。
2. 环境准备　空气清新。
3. 陪护员准备　衣帽整洁，清洗双手，戴口罩。

（二）操作步骤

步骤1　使用紫外线消毒灯

（1）空气消毒：照射前，房间先做清洁工作，关闭门窗，人员停止走动，有效距离不超过2m；物品消毒应将物品挂起或摊开，有效距离为1m。

（2）开紫外线消毒灯，灯亮5～7min后开始计消毒时间。

步骤2　关紫外线消毒灯

空气消毒时间为30～60min，物品消毒时间为20～30min，消毒完后关灯，开窗通风。

（三）注意事项

（1）应保持紫外线灯管清洁，经常用酒精棉球擦拭以去除灯管表面灰尘和污垢。

（2）注意保护眼睛和皮肤，照射时人应离开房间，人无法离开时应戴防护镜、穿防护衣。

（3）对紫外线灯管的消毒效果要经常进行监测，使用时间超过1000h的灯管应更换。

（4）紫外线消毒的适宜温度为20～40℃，湿度为40％～60％。

技能要求②

臭氧消毒机空气消毒法

（一）操作准备

1. 物品准备　臭氧消毒机。
2. 环境准备　空气清新。
3. 陪护员准备　衣帽整洁，清洗双手，戴口罩。

（二）操作步骤

步骤1　关窗户

臭氧消毒时首先关闭窗户，开启臭氧发生器后操作人员立即离开消毒房间，并关门。

步骤 2　开臭氧机

开启臭氧发生器,根据消毒目的设定消毒模式和消毒时间。

步骤 3　关门

设定好之后,操作人员立即离开房间,关门。

步骤 4　关闭臭氧发生器

消毒至预设定时间后,关闭臭氧发生器,待室内臭氧浓度≤0.2mg/m³ 后,人员才可进入。

(三) 注意事项

(1) 采用臭氧消毒室内空气,室内必须无人。

(2) 消毒后必须在室内臭氧浓度降低至国家容许浓度(0.2mg/m³)以下(具体时间根据说明书),人员才可进入。

(3) 根据消毒目标微生物的种类设定消毒时间和臭氧浓度。

(4) 温度和相对湿度均高时消毒效果好,可以适当降低臭氧浓度和减少作用时间。

学习单元 2　化学消毒灭菌方法

知识要求

(一) 化学消毒剂的应用原则

(1) 坚持合理使用的原则,能采用物理方法消毒灭菌的,尽量不使用化学消毒灭菌法。

(2) 根据物品的性能和各种微生物的特性选择合适的消毒剂。

(3) 严格掌握消毒剂的有效浓度、消毒时间及使用方法。

(4) 消毒剂应定期更换,易挥发的要加盖,并定期检测及调整浓度。

(5) 待消毒物品必须先洗净、擦干。

(二) 常用化学消毒剂

1. 碘酊(常用名:碘酒,见图 7-3)

(1) 一般用于皮肤消毒。

(2) 碘酊要密闭于瓶中存放;碘酊消毒后要用 75% 浓度的酒精脱碘;对碘过敏者禁用。

2. 乙醇(常用名:酒精,见图 7-4)

(1) 70%～75% 浓度的乙醇作皮肤消毒,用 95% 浓度的乙醇可作燃烧灭菌用。

(2) 对酒精过敏者禁用酒精消毒皮肤;皮肤有溃疡时也不能使用。

(3) 它具有挥发性及易燃性,应加盖保存于阴凉通风处,远离火源;定期检测浓度。

3. 碘伏(见图 7-5)　可作皮肤及黏膜的消毒。当用于皮肤消毒时,不必用酒精脱碘。

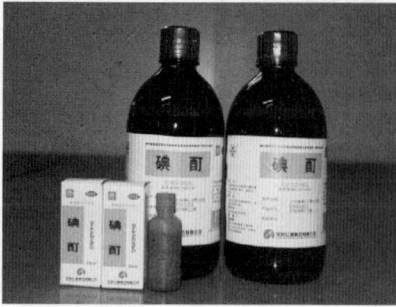
图 7-3 碘酊

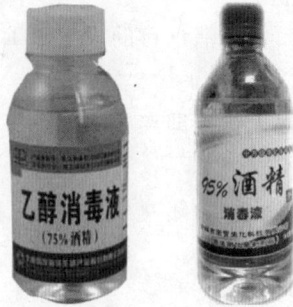
图 7-4 乙醇

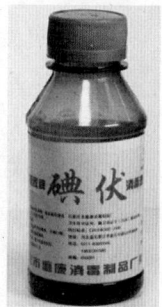
图 7-5 碘伏

4. 漂白粉　1%～3%浓度的澄清液用于喷洒或擦拭浴室及厕所;0.5%浓度的澄清液用于浸泡茶具、痰杯、便盆、污衣、便池等;干粉用于粪便消毒,粉与便的比例是1:5,搅拌后放置2h,再倒入化粪池。

技能要求

熏蒸法

(一) 操作准备

1. 物品准备　电磁炉、器皿(可用于电磁炉加热)、0.5%～1.0%浓度的过氧乙酸。
2. 环境准备　关闭门窗。
3. 陪护员准备　衣帽整洁,清洗双手,戴口罩、护目镜、耐酸手套。

(二) 操作步骤

步骤 1　熏蒸前

将患者安置在病房外,关闭门窗。

步骤 2　熏蒸时

将浓度为 1.0%～2.0% 的过氧乙酸按每立方米 8mL 量放于器皿中,用电磁炉加热熏蒸消毒。

步骤 3　熏蒸后

密闭门窗 30～120min 后开窗通风。

(三) 注意事项

(1) 过氧乙酸具有腐蚀性,操作时应做好个人防护,必须佩戴口罩、护目镜及耐酸手套。

(2) 过氧乙酸溶液稳定性差,易氧化分解,需现配现用。

(3) 过氧乙酸溶液对金属有腐蚀性,勿接触金属。

(4) 过氧乙酸溶液需存于阴凉避光处,防高温引起爆炸。

▌本章思考题▐

为什么要进行消毒、灭菌？

▌本章实训练习题

1. 如何对患者的床单位进行消毒？
2. 如何正确实施紫外线灯管消毒法？
3. 如何正确实施熏蒸法？

（苏吉儿）

第8章　冷热应用照护

第1节　热湿敷的应用

📋 **工作任务**

患者女性,52 岁,有腰椎间盘突出病史,近因劳累,自诉腰酸痛,请问应采取何种措施减轻疼痛?

🎯 **学习目标**

1. 掌握热湿敷的安全使用方法和注意事项。
2. 能正确实施热湿敷操作方法。

📚 **知识要求**

热疗的作用、禁忌证和热水袋的应用等相关内容已在患者陪护员(初级)中进行阐述。本节主要学习内容是热湿敷的应用。

(一) 热湿敷目的

消炎、消肿、解痉、止痛。

(二) 热湿敷的安全使用方法

(1) 评估患者年龄、病情、治疗情况、局部皮肤及伤口状况,活动能力和合作程度等。

(2) 为保护患者皮肤,防止烫伤,热湿敷的温度一般以 50~60℃为宜。

📝 **技能要求**

(一) 操作准备

1. 环境准备　环境清洁,温度适宜,酌情关闭门窗,必要时用屏风遮挡。

2. 陪护员准备　工作服干净整洁,清洗双手。

3. 物品准备

（1）治疗盘内备：长钳 2 把、敷布 2 块、凡士林、纱布、棉签、一次性治疗巾、棉垫、水温计；

（2）治疗盘外备：热水瓶、脸盆内盛放热水。必要时备大毛巾、热水袋、屏风（见图 8-1）。

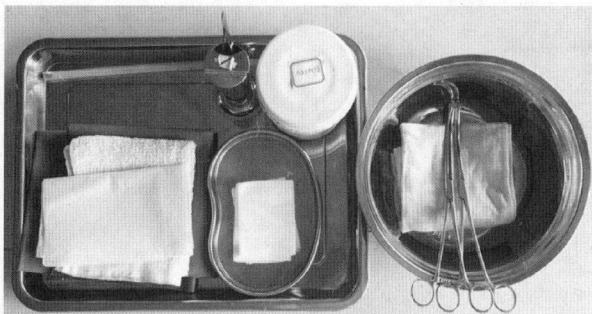

图 8-1　物品准备

（二）操作步骤（见图 8-2）

步骤 1　解释沟通

向患者及家属解释操作的目的、过程和需要配合的要求。

步骤 2　患处准备

暴露患处，垫橡胶单和治疗单于受敷部位下，受敷部位涂凡士林，上盖一层纱布，以保护皮肤。

步骤 3　热湿敷法

敷布浸入热水中，长钳夹起拧至半干，以不滴水为度（见图 8-3）。试温时，放在手腕内侧试温，以不烫手为宜。可用热源或及时更换盆内热水维持水温，若患者感觉过热，可掀起敷布一角散热；若热敷部位有伤口，须按无菌技术处理伤口抖开，折叠敷布敷于患处，上盖棉垫。

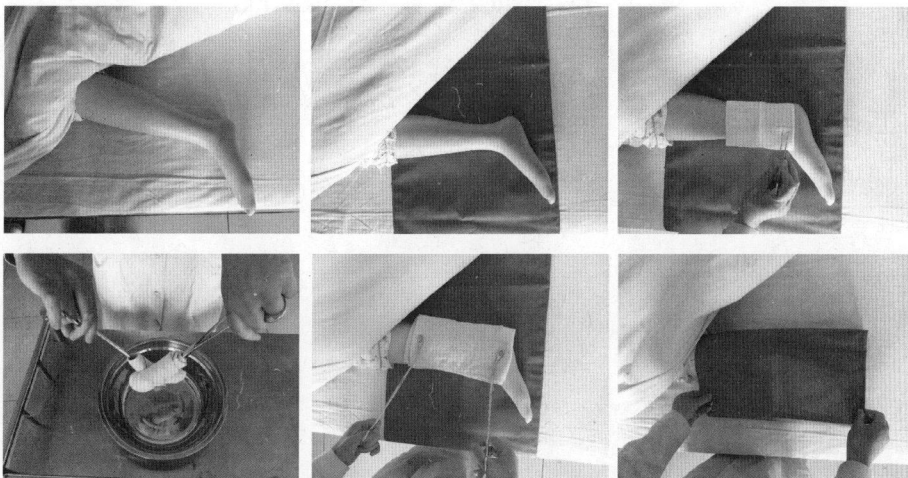

图 8-2　热湿敷操作步骤

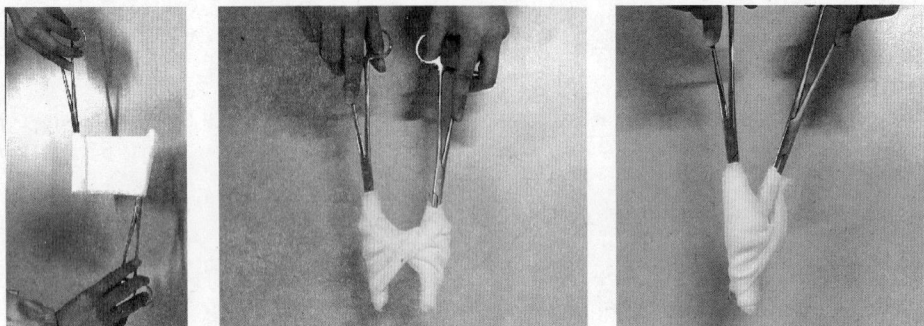

图8-3 拧敷布法

步骤4 热敷时间

每3～5min更换一次敷布,持续15～20min,以防发生继发效应。

步骤5 观察

观察效果及反应(皮肤颜色、全身情况),以防烫伤。

步骤6 整理

热敷完毕,擦干热敷部位,整理床单位,整理用物。

步骤7 记录

洗手并记录湿热敷部位、时间、效果及患者反应以便于评价。

(三) 注意事项

1. 维持温度 为维持热水袋温度,可用热水袋放置在敷布上再盖以大毛巾。

2. 防止感冒 面部热敷者,敷后30min方可外出,以防受凉感冒。

3. 注意观察 热湿敷过程中,应观察局部皮肤情况,及时更换敷布,以保持适当温度。

第2节 温水擦浴的应用

工作任务

患者,男,56岁,在高温环境下工作5h后,感到全身软弱,乏力,头晕,被同事急送入院,诊断为中暑。请问应该采取何种方法降温?

学习目标

1. 掌握温水擦浴的禁忌部位和注意事项。

2. 能正确实施温水擦浴。

知识要求

冷疗的作用、禁忌证及应用方法和冰袋的应用等相关内容已在患者陪护员（初级）中进行阐述。本节主要学习内容是温水擦浴的应用。

1. 目的　为体温在39.5℃以上的高热患者降温。

2. 原理　刺激皮肤血管扩张，增加散热。

3. 禁忌部位

（1）枕后、耳廓、阴囊处：用冷易引起冻伤。

（2）心前区：用冷可导致反射性心率减慢、心率不齐，甚至发生心房纤颤。

（3）腹部：用冷易引起腹痛，甚至腹泻。

（4）足底：用冷可导致反射性末梢血管收缩，影响散热；还可引起一过性冠状动脉收缩。

技能要求

温水擦浴

（一）操作准备

1. 环境准备　环境清洁，温度适宜，关闭门窗，必要时用围帘或屏风遮挡。

2. 陪护员准备　工作服干净整洁，清洗双手。

3. 物品准备

（1）治疗盘内备（见图8-4）：大毛巾、小毛巾、热水袋及布套、冰袋及布套。

（2）治疗盘外备：脸盆内盛放32～34℃温水至2/3。必要时备屏风、一套衣裤。

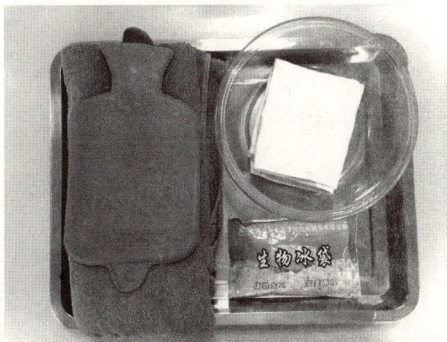

图8-4　物品准备

（二）操作步骤（见图8-5）

步骤1　解释沟通

核对床号、姓名，以确认患者；同时向患者及家属解释操作的目的、过程和需要配合的要求。

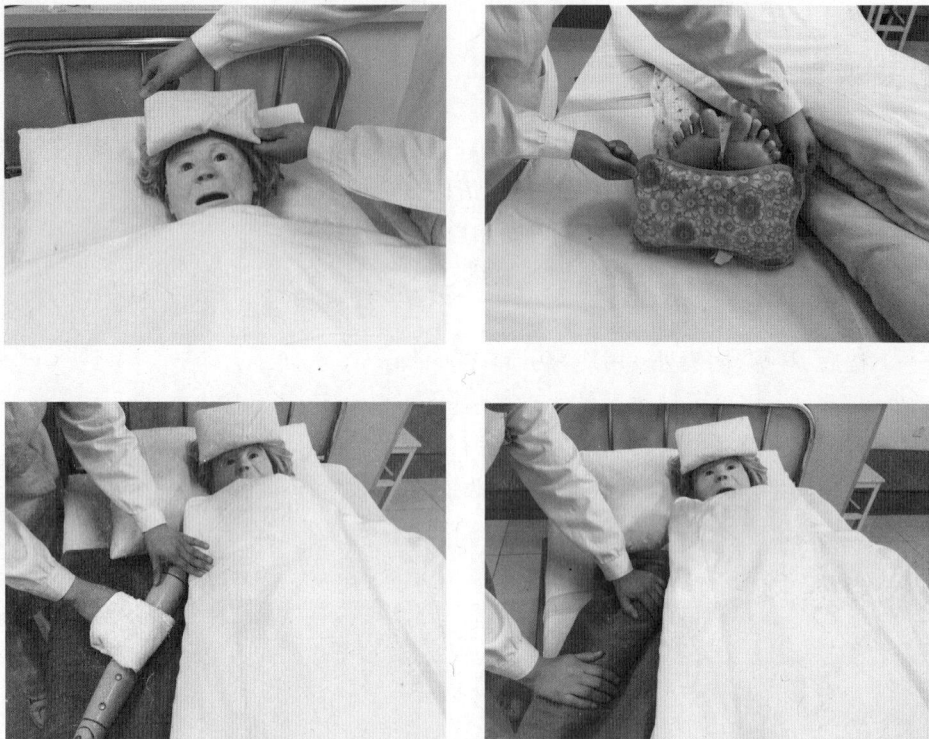

图 8-5　温水擦浴操作步骤

步骤 2　松被脱衣

松开床尾被盖,协助患者脱去上衣,便于擦拭。

步骤 3　置冰袋热水袋

冰袋置头部,以协助降温,并防止头部充血而致头痛;热水袋放足底,以促进足底血管扩张而减轻头部充血,并使患者感到舒适。

步骤 4　擦浴方法

大毛巾垫擦拭部位下,小毛巾浸入温水中,拧至半干,缠于手上成手套状(见图 8-6),以离心方向擦浴,擦浴毕,用大毛巾擦干皮肤,以保护床单位。

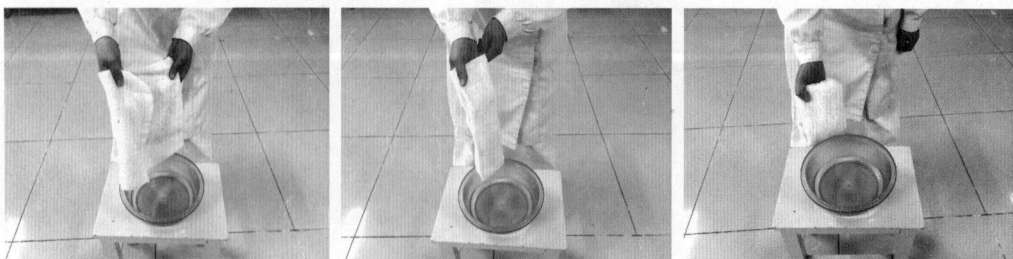

图 8-6　手套状毛巾

步骤 5　擦浴顺序

(1)双上肢:患者取仰卧位,按顺序擦拭:①颈外侧→上臂外侧→手背;②侧胸→

腋窝→上臂内侧→手心;③以同法擦拭另一上肢。

(2) 腰背部:患者取侧卧位,从颈下肩部→臀部,擦浴毕,穿好上衣。

(3) 双下肢:患者取仰卧位,脱裤,擦浴毕穿好裤子,①外侧:髋部→大腿外侧→足背;②内侧:腹股沟→大腿内侧→内踝;③后侧:臀下→大腿后侧→腘窝→足跟;④以同法擦拭另一下肢,每侧部位擦拭 3min。

步骤 6　安置患者,整理用物

擦浴毕,取下热水袋,协助患者于舒适体位,整理床单位及用物。

步骤 7　洗手记录

洗手并记录擦浴时间、效果及患者的反应。擦浴后 30min 测量体温,降温后体温记录在体温单上;若低于 39℃,取下头部冰袋。

(三) 注意事项

1. 观察　因全身用冷面积较大,擦浴过程中,随时观察患者局部皮肤情况及患者反应。

2. 擦浴禁忌证　胸前区、腹部、后颈部、足底为擦浴的禁忌部位。

3. 停留　擦至腋窝、肘部、腹股沟、腘窝等血管丰富处,应稍用力擦拭,并停留时间延长一些,以利于散热。

4. 擦浴手法　擦浴时,以轻拍方式进行,避免摩擦方式,因摩擦易生热。

5. 擦浴时间　一般擦浴时间为 15~20min,以免患者着凉。

本章实训练习题

1. 练习热湿敷法。

2. 练习温水擦浴法。

(方仕婷)

第9章　临终患者照护

李某,男,75 岁,肺癌晚期,生活不能自理,拒绝进食,极度消瘦。患者情绪稳定、合作,但对周围事物不关心,不愿与他人交谈。请问该患者的心理反应属于哪个阶段? 应如何照护该阶段患者身心?

学习目标

1. 了解临终关怀的概念。
2. 熟悉临终关怀的目的及内容。
3. 熟悉临终患者的生理变化特点及照护。
4. 掌握临终患者心理支持和慰藉的方法。

学习单元 1　临终关怀相关知识

知识要求

1. 相关概念

(1)临终:指患者在已接受治疗性或姑息性治疗后,虽意识清醒,但病情加速恶化,各种迹象显示生命即将终结。

临终是人生必然的发展阶段,每个人都会面对。了解临终患者身心两方面的反应,帮助其减轻痛苦,提高生存质量,并帮助其树立正确的死亡观,使他们正确地面对死亡,无痛苦、有尊严、安详、平静地接受死亡,这是每位患者陪护人员都应当掌握的一门知识与技能。

(2)临终患者:指在医学上已经判定在当前医学技术水平条件下治愈无望,估计在6 个月内将要死亡的患者。具体包括:①恶性肿瘤晚期患者;②脑卒中并发危及生命疾病者;③衰老并伴有多种慢性疾病、极度衰竭即将死亡者;④严重心肺疾病失代偿期病情危重症者;⑤多器官功能衰竭病情危重者;⑥其他处于濒死状态者。

（3）临终关怀：指患者陪护员在与其他专业人员的合作下，通过对临终患者及其家属提供综合性服务，减轻临终患者生理、心理和精神上的痛苦，维护其尊严，提高其生活质量，使其安宁、平静地度过人生的最后阶段，并为其家属提供心理、精神上的支持。

因此，临终关怀就是帮助临终患者"优死"和家属"好生"，使患者死得无憾，家属活得无虑的一种医疗服务及其他社会方面的服务。如何使临终患者身心无痛苦、平静地死亡，是我们患者陪护员的神圣职责。

2.临终关怀的目的

（1）以照护为主；

（2）尊重患者的权利与尊严；

（3）重视患者的生命质量；

（4）保护和增强临终患者家属的身心健康。

3.临终关怀的主要内容

（1）对症处理疼痛，减轻患者痛苦；

（2）美化生活环境，慰藉患者心灵；

（3）加强关怀照顾，安抚患者家属。

学习单元 2　临终患者的照护

知识要求

（一）临终患者的生理变化特征和照护

1.生理变化特征

（1）一般表现：临终患者的生理变化有肌肉张力丧失、循环功能减退、胃肠道蠕动减弱、呼吸功能减退、知觉改变、意识改变和疼痛等。

（2）即将死亡的表现：面部肌肉消瘦、呈铅灰色；眼眶下陷、双眼半睁半闭、瞳孔散大；嘴微张、嘴唇青紫，下颌下垂；耳朵及四肢湿冷，皮肤苍白或有瘀斑；全身软瘫；体温低于正常或持续高热；言语困难等。

2.临终患者的身体照护

（1）改善呼吸功能：保持室内空气新鲜，定时通风换气。若病情允许，可适当采用半卧位或抬高头部与肩部，以改善呼吸困难。若患者已处于昏迷状态，可采用仰卧位头偏向一侧或侧卧位，防止呼吸道分泌物误入气管引起窒息或肺部疾病。若有痰液堵塞气管发生呼吸困难者，应及时报告医护人员。

（2）增进患者舒适：注意患者口腔、皮肤、大小便的照护，定时给患者洗脸、梳头、洗脚、洗浴、剪指甲；及时清除患者的呕吐物和排泄物，定期更换床单、枕巾等床上用品，保持床单位干净整洁；患者四肢冰冷不适时，应加强保暖，必要时给予热水袋，水温应低于50℃，防止烫伤。

（3）促进睡眠：良好的睡眠可以使患者暂时摆脱疾病的痛苦和对死亡的恐惧，因此应帮助患者建立良好的睡眠习惯，保证病室安静，避免在患者熟睡时进行各种照护操作，也不要以任何理由打扰睡眠中的患者。另外，可指导患者晚上少喝水、不喝茶、不吸烟，最好上床前喝一杯热牛奶以促进睡眠。

（4）减轻感知觉改变的影响：若患者眼部分泌物较多，应及时用湿毛巾擦去；如眼睑不能闭合，可涂金霉素或红霉素眼膏，以保护角膜防止感染，禁用肥皂水洗眼。听觉是临终患者最后消失的感觉，陪护员在与其交谈时应语调柔和、言语清晰，让其感到即使在生命的最后时刻也并不孤独。

（5）饮食与营养：临终患者一般病情危重，常会出现食欲下降、恶心呕吐或严重的消化不良，但他们的饮食不需过度限制，应以"想吃就吃"为原则，给予易消化的饮食，并少食多餐。若患者吞咽困难，可给予流质或半流质饮食，如米汤、豆浆、牛奶、肉汁、菜汁、果汁、稀饭、面条、蒸蛋羹等。

（6）减轻疼痛：协助患者服用医生开出的止痛药，并配合运用其他非药物止痛法，如音乐疗法、按摩放松等，以稳定情绪、转移其注意力。对躁动不安的患者应在床边加防护栏，以防坠床、摔伤等意外。

（7）观察病情变化：密切观察患者的生命体征、瞳孔、意识状态及治疗反应与效果等；学会观察监测心、肺、脑、肝、肾等重要脏器的仪器仪表。

（二）临终患者的心理变化特征和照护

1. 心理变化特征　临终患者通常经历否认、愤怒、协议、忧郁和接受等复杂的心理变化过程，除有以上各种心理体验外，还具有如下个性的心理特征：

（1）心理障碍加重：如有暴躁、孤僻抑郁、意志薄弱、依赖性强等表现。有时沉默寡言，有时又愿意与人交谈。遇到不顺心的小事情可能会大发脾气，事后又后悔莫及，再三道歉。甚至有的患者固执己见，不能很好地配合治疗照护。总之当患者进入临终时，身心日益衰竭，精神和肉体上忍受着双重折磨，心理表现多以忧郁、绝望为主要特征。

（2）思虑后事，留恋亲人：大多数患者倾向于个人思考死亡问题，比较关心死后的遗体处理：土葬还是火葬？是否被用于尸解或器官捐献移植？还会考虑家庭安排，财产分配；担心配偶的生活，子女的学业、工作等。

2. 临终患者的心理照护　心理照护是临终患者照护的重点，要使临终患者处于舒适、安宁的状态，必须充分了解患者的心理分期，提供如下相应的心理照护：

（1）否认期：应坦诚相待，耐心倾听，言语一致。尽量多陪伴在患者身旁，让患者感到自己并不孤独，并根据患者的接受程度，逐渐让其了解自己的病情。但与家属交流时，千万不能在床旁讨论患者的病情或后事。

（2）愤怒期：当患者情绪激动出现愤怒时，要允许患者发泄愤怒、倾泻感情。陪护员一定要有耐心，不能把患者的攻击和不满情绪错认为是针对自己。同时注意做好家属的工作，指导他们尽量给予患者理解、宽容及关爱。

（3）协议期：处于这一时期的患者，对自己的病情仍抱有希望，愿意配合医护人员的治疗和照护。因此，当患者饱受疾病折磨出现痛苦时，陪护员要想尽办法减轻其疼痛,配合医护人员及时给患者止痛治疗,并加强各方面的照护,尽可能满足患者的需求。

(4)忧郁期:此期是临终患者非常痛苦的时期,陪护员可通过环境布置和饮食调配,帮助患者回想过去非常有意义和值得回想的事,尽量给患者带去欢乐。多给予同情和照料,经常陪伴在患者身边,理解患者用哭泣、拒绝等方式来宣泄情感。指导家属安排亲朋好友见面、相聚,并让家属尽量多地陪伴,防止患者自杀。

(5)接受期:给予患者一个安静、明亮、舒适、独处的环境,尽量减少外界的干扰。不勉强其与人交谈,继续尊重、陪伴患者,让其安详、宁静地告别人间。

3.临终患者心理支持和慰藉的方法

(1)触摸:触摸是大部分临终患者愿意接受的一种方法,通过对患者的触摸能获得他们的信赖,减轻其孤独和恐惧感,使他们有安全感和亲切温暖感。陪护员在照护过程中,针对不同情况,可以轻轻抚摸临终患者的手、胳膊、额头、胸腹、背部,抚摸时动作轻柔,手部温度适宜。

(2)耐心倾听和坦诚交流:认真、仔细地倾听患者诉说,使其感到支持和理解。对虚弱而无力的患者进行语言交流,陪护员可通过表情、眼神、手势来表达理解和爱,并以熟练的照护操作技术取得患者的信赖和配合。另外,可通过交谈,及时了解患者真实的想法和临终前的心愿。尽量照顾患者的自尊心,尊重他们的权利,满足他们的各种需求,减轻他们的焦虑、抑郁和恐惧,使其没有遗憾地离开人世。

(3)允许家属陪伴,参与临终照护:家属是患者的亲人,也是患者的精神支柱。临终患者最难割舍与家人的亲情,因此允许家属陪护、参与临终照护是患者和家属最需要的,这是一种有效的心理支持和感情交流,有利于稳定情绪。

(4)帮助临终患者保持社会联系:鼓励患者的亲朋好友、单位同事等社会成员多探视患者,不要将他们隔离开来,以体现患者的生存价值,减少其孤独和悲哀。

(5)适时有度地宣传优死的意义:尊重患者的民族习惯和宗教信仰,据患者不同的职业、心理反应、性格、社会文化背景等,在适当时机,谨言慎语地与患者、家属探讨生与死的意义,有针对性地进行精神安慰和心理疏导,帮助患者正确认识、对待生命和疾病,从对死亡的恐惧与不安中解脱出来,以平静的心态面对即将到来的死亡。

总之,临终患者他们真正需要的是脱离痛苦和恐惧,以获得精神上的舒适和放松。因此,及时了解临终患者的心理状态,对患者给予尊重和人文关怀直到他们离去,这是临终心理照护的关键。

▌本章思考题▐

1.如何对临终患者进行身体照护?

2.如何给予临终患者心理支持和精神慰藉?

(王凤)

第 10 章　内科常见疾病患者的照护

第 1 节　呼吸系统常见疾病

学习单元 1　慢性阻塞性肺疾病(COPD)患者的照护

工作任务

女性,58 岁,因反复咳嗽、咳痰、气促 10 余年,再发加重 10 天,近 2 天乏力,行走困难。以"慢性阻塞性肺疾病急性加重期,慢性肺源性心脏病"入院,如果你是照护员,你为患者做好哪些照护?

学习目标

1. 了解慢性阻塞性肺疾病的定义。
2. 熟悉慢性阻塞性肺疾病的主要临床特点。
3. 掌握慢性阻塞性肺疾患者照护措施。
4. 能对慢性阻塞性肺疾患者在饮食、活动等方面进行健康宣教。

知识要求

(一) 慢性阻塞性肺疾病相关知识

1. 定义　慢性阻塞性肺疾病(COPD)是一种具有气流受限为特征的肺部疾病,气流受限不完全可逆,呈进行性发展,并伴有对有害尘粒或气体的异常炎症反应。COPD主要累及肺部,但也可引起全身或称肺外的不良反应。

2. 临床表现　表现为慢性咳嗽、咳痰、喘憋且进行性加重,治疗只能临床缓解。咳嗽常以晨间明显,夜间有阵咳或排痰。痰液一般为白色黏液或浆液性泡沫痰,以清晨排痰较多,急性发作期痰量增多,可有脓性痰。

3. 心理状态　慢性阻塞性肺疾患者因病情缠绵,久病不愈易出现焦虑和消极悲观情绪。急性加重期患者常有恐惧紧张,求治愿望迫切等心理特点。

(二)慢性阻塞性肺疾患者的照护

1. 心理照护　急性加重期时,陪护人员应充分理解患者,要在旁守护,主动关心患者,语言要温和,了解患者的需求,积极提供帮助,以缓解患者心理压力,满足其爱与归属等方面的需求,提高患者治疗的依从性。

2. 体位与活动　协助急性加重期患者取舒适的端坐位或半卧位休息,稳定期可间断短时间床边坐位或室内走动。

3. 饮食　宜高蛋白、高热量、富含维生素易消化食物,少食多餐,避免高糖饮食。注意补充水分,饮水量>1500mL/d,可促使痰液稀薄,易于咳出。

4. 病情观察　注意观察咳嗽、咳痰、痰量及颜色、是否黏稠不易咳出、意识状态、测体温、呼吸、脉搏、血压、有无发绀,若突然出现憋气、剧烈胸痛或意识不清时,应立即报告医护人员。

5. 输液照护　观察输液滴速及通畅情况,滴速宜慢,若有异常,及时告知医护人员。

6. 吸氧照护　妥善吸氧管固定,保持通畅,防止脱管、扭曲或受压。

7. 协助排痰　每1～2h给患者翻身1次,翻身时缓慢进行,期间配合拍背、有效咳嗽、咯痰,使患者逐步翻至所需体位。遵医嘱协助做好雾化吸入。

8. 呼吸训练　协助患者作腹式呼吸及缩唇呼吸运动训练。

(三)健康指导

(1)患者应学会自测体温、脉搏、呼吸,观察口唇、四肢末梢有无发绀;痰液颜色、量及性状;有无感染症兆等,以便早发现、早治疗。

(2)积极预防或治疗上呼吸道感染,注意保暖、戒烟。在呼吸道传染病流行期间,尽量避免出入人群密集的公共场所。加强营养,保持乐观情绪。

(3)遵医嘱正确用药,正确掌握吸入剂的使用方法和注意事项。

(4)指导患者全身运动与呼吸锻炼相结合,根据心、肺功能及体力情况决定,可步行、太极拳、保健操、家庭劳动等。坚持腹式呼吸及缩唇呼吸锻炼。

(5)指导患者和家属了解氧疗的目的、方法、必要性及注意事项;每天鼻导管吸氧(1～2L/min)不少于15h。氧疗装置定期更换、清洁、消毒,注意用氧安全。

学习单元 2　支气管哮喘患者的照护

工作任务

患者,男性,30岁,工人,反复咳嗽、喘息、胸闷6年,每次发作时给予抗炎解痉等对症支持治疗后好转。近1周夜间发作5次,出现咳嗽、痰黄,量多,能咳出,咳嗽呈阵发性,夜间为多,伴胸闷、气促,端坐呼吸。拟诊断为"支气管哮喘"收入院,如果你是照护员,应为患者做好哪些照护?

🎯 学习目标

1. 了解支气管哮喘的定义。
2. 熟悉支气管哮喘的主要临床特点。
3. 掌握支气管哮喘患者照护措施。
4. 能对支气管哮喘患者在饮食、活动等方面进行健康宣教。

📚 知识要求

（一）支气管哮喘的相关知识

1. 定义　支气管哮喘简称哮喘，是由多种炎性细胞参与的气道慢性炎症性疾病。这种慢性炎症导致气道高反应性和广泛多变的可逆性气流受限，如诊治不及时，随病程的延长可产生气道不可逆性狭窄和气道重塑。

2. 临床表现　典型表现为发作性伴有哮鸣音的呼气性呼吸困难或发作性胸闷和咳嗽。严重者被迫采取坐位或端坐呼吸，干咳或咳大量白色泡沫痰；常在夜间和（或）清晨发作和加重，多数患者可自行缓解或治疗后缓解。

3. 心理状态　由于反复哮喘发作并伴有呼吸困难，患者常常表现为焦虑、恐惧和紧张心理。

（二）支气管哮喘患者的照护

1. 心理照护　重症哮喘发作期时，陪护人员应在旁守护，给予疏导和安慰，耐心细致，语言温和，满足患者生活上的需求，缓解患者过度紧张状态。

2. 体位与环境　根据病情给患者提供舒适体位，如端坐呼吸时协助提供床旁桌支撑，注意安全。病房不要摆放花草，避免使用皮毛或蚕丝织物。保持室内空气流通、环境清洁。

3. 饮食照护　宜清淡、易消化、富营养饮食，避免进食生、冷、油煎、辛辣食物及烟、酒、咖啡、浓茶等，不宜食用可能诱发哮喘的食物、水果，如鱼、虾、蟹、牛奶及蛋类，芒果、榴莲等。

4. 病情观察　注意观察哮喘发作的前驱症状，如鼻咽痒、喷嚏、流涕，干咳、胸闷，呼吸不畅等症状，一旦出现应立即报告医护人员。

5. 输液照护　观察输液滴速及通畅情况，若出现异常，及时告知医护人员。

6. 吸氧照护　不要擅自调节氧流量，妥善固定，保持通畅，防止脱管、扭曲或受压。

7. 协助排痰　协助患者翻身、拍背、有效咳嗽、雾化吸入等。在病情允许情况下，协助患者多饮水（1500～2000mL/d）。

8. 生活照护　保持身体清洁舒适，勤换衣服和被单；协助患者咳嗽后用温水漱口，保持口腔清洁。

（三）健康指导

（1）患者学会识别哮喘发作的先兆症状，若出现鼻咽痒，干咳，胸闷，呼吸不畅等，应及时采取预防措施。

（2）避免诱发因素，如避免摄入易引起过敏的食物、避免精神紧张和剧烈运动；避免持续喊叫等过度换气的动作；避免接触烟雾、灰尘、油烟、香水等刺激性气体。预防呼吸道感染，减少室内过敏源的种类和数量（如不铺地毯、草垫，不放花草，不养宠物等）。缓解期加强体育锻炼，提高机体免疫力。

（3）学会哮喘发作时简单的紧急自我处理方法及如何测定呼气峰值流速、记录哮喘日记。

（4）遵医嘱正确用药，了解药物的主要不良反应及应对措施，正确掌握药物的吸入方法。

第 2 节　循环系统常见疾病

学习单元 1　心力衰竭患者的照护

工作任务

患者，男性，79 岁，退休人员。患者反复胸闷、心悸、呼吸困难伴双下肢水肿 1 个月，门诊 CT 显示：两肺未见明显活动性病变；心影增大，心包积液；肝脏多发低密度灶。拟诊断"慢性心力衰竭"收住入院。如果你是照护员，应为患者做好哪些照护？

学习目标

1. 了解心力衰竭的定义。

2. 熟悉心力衰竭的主要临床特点。

3. 掌握心力衰竭患者照护措施。

4. 能对心力衰竭患者在饮食、活动等方面进行健康宣教。

知识要求

（一）心力衰竭的相关知识

1. 定义　心力衰竭（心衰）是指各种心脏疾病引起的心肌收缩力下降，使心排血量不能满足机体代谢需要，器官、组织血液灌注减少，出现肺循环和（或）体循环静脉瘀血的临床综合征。临床上按发展速度可分为急性心衰和慢性心衰，以慢性居多；按发生部位可分为左心衰、右心衰和全心衰；按性质可分为收缩期心衰和舒张期心衰。

2. 临床表现　左心衰竭临床表现为呼吸困难、咳嗽、咳痰、咯血、乏力、头晕、尿少、心悸等。右心衰竭临床表现为纳差、恶心、呕吐、腹胀、尿少、呼吸困难、颈静脉怒张、水肿等。全心衰竭同时具有左心衰和右心衰表现。

3. 心理状态　由于发生心力衰竭的老年人多数都有器质性心脏病，而且原发病一般难以完全控制，因此，绝大多数患者存在焦虑、抑郁、悲观等心理障碍。

（二）心力衰竭患者的照护

1. 心理照护　陪护员应保持良好的工作情绪，理解患者不良情绪的表达，在身边守护照料，关心体贴、鼓励安慰患者，使其安静休息，配合治疗。避免谈论使患者烦恼、激动的事，协助老年人纠正各种不利于疾病治疗的生活习惯和嗜好。

2. 体位与运动　根据心衰程度，采取半卧位或高枕卧位卧床休息，拉上床栏，注意保暖，保持室内空气新鲜，定时翻身、拍背。病情稳定后逐渐鼓励患者做床上活动乃至下床活动。

3. 饮食照护　宜低热量、高蛋白、高维生素、清淡易消化及不胀气的饮食，避免刺激性食物，少量多餐。根据患者心功能、水肿程度、尿量等情况，限盐限水。

4. 排便照护　饮食中适当增加粗纤维食物，保持大便通畅，避免用力排便，大便干结时遵医嘱使用缓泻剂或开塞露。

5. 输液照护　观察输液滴速及通畅情况，严格控制输液滴速，每分钟20～30滴，若有异常情况，及时告知医护人员。

6. 吸氧照护　妥善固定吸氧管，保持通畅，防止脱管、扭曲或受压。

7. 病情观察　注意观察患者呼吸、咳嗽、咳痰症状、体温、尿量、水肿等情况，每天测量尿量、体重及出入量，如出现异常情况，及时报告医护人员。

（三）健康指导

（1）嘱患者在积极配合治疗原发病的同时，避免所有心力衰竭的诱因，如少量多餐，避免过饱，限制钠盐和水的摄入，戒烟限酒，保持大便通畅；注意保暖，预防感冒；在静脉输液前主动向医护人员说明情况，控制输液量及速度。

（2）遵医嘱正确服药，避免擅自停药及随意增减药物剂量。对特殊药物，如洋地黄、利尿剂等应仔细告知患者或家属如何服用及可能出现的副作用，并嘱咐患者定期门诊复查。

（3）保持充足的睡眠和休息，适当活动，循序渐进地增加活动量，以不感心悸、气急为原则。

（4）若出现足踝部水肿、气急加重、夜尿增多、厌食、上腹饱胀感等症状，应立即就诊。

学习单元 2　高血压患者的照护

工作任务

患者，男性，75岁，10年前发现血压升高，最高达170/100mmHg，予不规则降压治疗，未监测血压。3天前夜间睡眠时突发四肢麻木、头晕、头痛，逐渐出现手抖，难以入睡，拟诊断为"高血压病"收住入院。如果你是照护员，应为患者做好哪些照护？

学习目标

1. 了解高血压病的定义。
2. 熟悉高血压病的主要临床特点。
3. 掌握冠心病患者照护措施。
4. 能对高血压患者在饮食、活动等方面进行健康宣教。

知识要求

（一）高血压病的相关知识

1. 定义　高血压病是一种以体循环动脉收缩期和（或）舒张压持续升高为主要特征的全身性疾病。

2. 临床表现　起病缓慢，早期常无症状，可偶于体检时发现或发生心、脑、肾等并发症时才被发现。高血压患者可有头晕、头痛、头涨、耳鸣、健忘、心悸、失眠、烦闷、乏力等。但这些症状与血压水平不一定成比例，也可出现视力模糊、鼻出血等较重症状。

3. 心理状态　高血压患者因长期患病，血压控制不稳，社会活动减少，极易形成焦虑和压抑心理。

（二）高血压患者的照护

1. 心理照护　陪护员应关心体贴患者，了解患者心理、性格、生活方式等方面因患病而发生的变化，关心安慰患者，协助患者听听音乐、缓慢呼吸等，以分散注意力，减轻焦虑。

2. 活动与安全　保持环境安静、安全，避免不良情绪刺激。如有头晕、眼花、耳鸣、视力模糊等症状时，给予卧床休息，抬高床头，改变体位时动作宜慢，防止体位性低血压发生。上厕所或外出时，陪护员应在旁。

3. 饮食照护　限制钠盐摄入，每天应低于 5g，补充钙和钾盐，多食绿色蔬菜、水果、木耳、虾皮、紫菜等食物；补充适量蛋白质，如蛋类、鱼类等；避免高脂肪、高胆固醇及高热量饮食，少量多餐，增加粗纤维的摄入，预防便秘；戒烟限酒；控制体重。

4. 排便照护　保持大便通畅，切忌用力排便，大便干结时，遵医嘱使用缓泻剂。

5. 用药照护　督查患者按时服药，降压药物尽量空腹服用，并观察药物不良反应。

6. 病情观察　观察血压变化，一旦发现血压急剧升高、剧烈头痛、呕吐、大汗、面色及神志改变，肢体运动障碍时，应立即报告医护人员。

（三）健康指导

（1）指导患者及家属了解自身疾病情况，告知控制血压的重要性和终身治疗的必要性；学会正确测量血压，日常监测血压的变化并记录，若有血压过高、剧烈头痛、头晕、视力模糊、肢体运动障碍等，应及时就诊。

（2）改变不良生活方式，如生活作息规律、合理饮食、戒烟、适当运动、劳逸结合、控制体重、控制高脂血症;学会自我心理调节。避免用过热的水洗澡或蒸气浴。

（3）正确指导患者服药,强调长期坚持服药物的重要性。避免擅自停药或随意增减药量。

（4）做好运动指导,应根据年龄和血压水平选择适宜的运动方式,如步行、慢跑、太极拳等,避免竞技运动。运动强度因人而异,常用指标为运动时最大的心率达到170次/min。

学习单元 3　冠心病患者的照护

📋 工作任务

患者,女性,42 岁,自由职业者,于 20 余天前无明显诱因下出现咽喉部不适,持续 5min 后缓解,伴反酸,当时未予重视。此后咽喉部不适反复发作,常在晨起步行时发生,持续 5~10min 后缓解。1 天前患者夜间进食后突发剑突下疼痛,呈压榨样,持续 2~3min后缓解,拟诊断为"冠心病,心绞痛"收住入院。如果你是照护员,应为患者做好哪些照护?

🎯 学习目标

1. 了解冠心病的定义。
2. 熟悉冠心病的主要临床特点。
3. 掌握冠心病患者照护措施。
4. 能对冠心病患者在饮食、活动等方面进行健康宣教。

📚 知识要求

（一）冠心病的相关知识

1. 定义　冠状动脉粥样硬化性心脏病(简称冠心病),是由于冠状动脉粥样硬化,使血管腔狭窄或阻塞,和(或)因冠状动脉功能性改变(痉挛)导致心肌缺血缺氧或坏死而引起的心脏病,统称冠状动脉性心脏病,亦称缺血性心脏病。

2. 临床表现

（1）心绞痛:心前区或胸骨后有闷痛、压榨或窒息感,疼痛可放射到左肩或左上肢小指端,含服硝酸甘油 3~5min 后迅速缓解。

（2）心肌梗死:心前区疼痛症状更严重,持续时间更长,硝酸甘油不能缓解;有发热,心动过速,白细胞增高等全身症状;常伴恶心、呕吐、上腹胀痛等胃肠道症状。发作期间也可有心律失常、低血压、休克、心力衰竭等表现。

3. 心理状态　由于患者剧烈胸痛伴濒死感,同时担心因疾病影响今后的工作能力和生活质量,表现为焦虑、紧张、恐惧、烦躁等心理。

(二)冠心病患者的照护

1. 心理照护　疼痛发作时陪护人员应在旁守护,关心安慰患者,给予心理支持,疏导患者放松,解除紧张、恐惧情绪。稳定期多与患者沟通,保持心境平和,改变焦躁易怒的性格。

2. 休息与活动　急性期患者绝对卧床休息,协助患者床上大小便,保持病房安静,谢绝探视。随着病情逐步好转,照护者协助患者循序渐进地活动,如床上活动、床上坐起、关节被动活动,床边活动及室内活动等。

3. 饮食照护　给予清淡易消化、低脂流质或半流质饮食,避免过饱,避免刺激性、过冷过热食物。

4. 排便照护　保持大便通畅,切忌用力排便。合理饮食,可以增加含纤维素的蔬菜和水果。适当为患者按摩腹部,促进肠蠕动。大便干结时遵医嘱使用缓泻剂。一旦出现排便困难,应立即告知医护人员。

5. 输液照护　观察滴速及通畅情况,若有异常不适,及时告知医护人员。

6. 病情观察　注意观察患者意识及生命体征,每天记录患者出入量,如出现胸痛、发热、呼吸困难、咳嗽咳痰等异常情况,应立即报告医护人员。

(三)健康指导

(1)宜进低盐低脂、低胆固醇的饮食,忌食辛辣刺激性食物,少量多餐,避免过饱,禁烟酒。保持大便通畅,防止便秘。积极治疗并控制高血压、糖尿病,控制体重。

(2)指导患者及家属掌握疾病的发作先兆、基本观察方法和主要急救措施,告知急救电话、紧急就诊的途径和方法。

(3)适当运动,以不感心悸、气急、疲劳为原则,可以选择步行、慢跑、太极拳、骑自行车、游泳、健美操等,运动量循序渐进,每周 3～4 次,每次 15～30min。

(4)遵医嘱服药,了解药物的作用及不良反应。随带硝酸甘油片,胸痛发作时应立即停止活动,舌下含服硝酸甘油。如有胸闷、胸痛、气急等不适及时就诊。定期门诊随诊。

第 3 节　消化系统常见疾病

学习单元 1　上消化道出血患者的照护

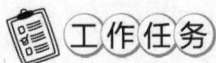

工作任务

患者,男性,51 岁,3h 前饮酒后,突发呕吐鲜红色液体 1 次,约 300mL,以"上消化道出血"收入院。患者有胃溃疡病史 2 年。如果你是照护员,应为患者提供哪些照护?

学习目标

1. 了解上消化道出血的定义。
2. 熟悉上消化道出血的主要临床特点。
3. 掌握上消化道出血患者照护措施。
4. 能对上消化道出血患者在饮食、活动等方面进行健康宣教。

知识要求

（一）上消化道出血的相关知识

1. 定义　上消化道出血是指屈氏韧带以上的消化道，包括食道、胃、十二指肠和胰、胆等病变引起的出血，以及胃空肠吻合术后的空肠病变出血。

2. 临床表现　以呕血、黑便为主要表现。当大量出血时可发生失血性休克，患者可出现面色苍白、脉搏细速、血压下降、呼吸急促、头昏、出汗、口渴、乏力、四肢湿冷、晕厥等。

3. 心理状态　上消化道出血患者因呕血或黑便，常心生恐惧，使患者情绪低落、急躁甚至悲观失望。

（二）上消化道出血患者的照护

1. 心理照护　患者呕血或解黑便时，陪护人员要在旁守护，要耐心安慰、鼓励，消除不良情绪，使其更好地配合治疗和照护。

2. 日常照护

（1）体位：协助患者取舒适体位。呕吐时头偏一侧，防止窒息或误吸；大出血时协助患者取平卧位并略抬高下肢，以保证脑部供血。

（2）休息与活动：卧床休息，定时翻身。轻症患者下床如厕注意防护，以防晕倒。

（3）饮食：大量出血者暂禁食禁饮；少量出血、无呕吐者或出血停止 24～48h 后，遵医嘱可给予温凉流质饮食，少量多餐，逐步过渡至少刺激、易消化的软食。

（4）口腔照护：禁食期间注意进行口腔照护，呕吐后及时清理并协助患者漱口以保持口腔清洁。

（5）输液与输血：做好静脉输液或输血照护，观察滴速及通畅情况，若有胸闷、气急等不适，及时告知医护人员。

（6）胃肠减压与吸氧管：妥善固定，防止脱管；保持通畅，防管道扭曲或受压。

（7）病情观察：观察生命体征、意识、面色、排泄物及引流液的颜色及数量，若有面色苍白、脉搏细速、血压下降、呼吸急促、头昏、出汗、口渴、乏力、晕厥等异常情况及时报告医护人员。

（三）健康指导

（1）进食富营养、易消化、少刺激的食物，避免粗糙、刺激性食物；注意饮食卫生和饮食规律,忌过饥或暴饮暴食;戒烟酒。

（2）早期识别出血征象：若出现头晕、心悸等不适或呕血、黑便时,立即卧床休息,呕吐时取侧卧位或头偏一侧以免误吸,并立即送医院治疗。

学习单元 2　肝硬化患者的照护

📋 工作任务

李某,男性,63 岁,10 余年前曾因患乙肝住院治疗,后好转出院。近 1 周来食欲减退,感乏力、恶心、腹胀不适就诊,门诊以"肝炎后肝硬化,肝功能异常"收住入院。如果你是照护员,应为患者提供哪些照护?

🎯 学习目标

1. 了解肝硬化的定义。
2. 熟悉肝硬化的主要临床特点。
3. 掌握肝硬化患者照护措施。
4. 能对肝硬化患者在饮食、活动等方面进行健康宣教。

📚 知识要求

（一）肝硬化的相关知识

1. 定义　肝硬化是一种由不同病因引起的慢性进行性弥漫性肝病。在我国以乙型病毒性肝炎为其最常见病因,也可因长期大量饮酒所致。不但损害肝功能,晚期还累及全身多个系统。

2. 临床表现　早期以乏力、食欲不振、腹胀、厌油腻等为主要表现。晚期还可出现面色灰暗、出血倾向和贫血、脾大、腹水等表现;并可出现呕血、黑便、发热或性格、行为改变等多种并发症。

3. 心理状态　肝硬化病程长并呈慢性进展,除给患者带来沉重的经济负担外,因病痛折磨和病情的反复,患者会表现出情绪低落、悲观失望、对治疗丧失信心等心理障碍。

（二）肝硬化患者的照护

1. 心理照护　陪护人员应理解、尊重和关心患者,多安慰、鼓励,嘱患者勿过多考虑病情,遇事要豁达开朗,保持愉快心情。对于严重抑郁和焦虑者,应严密陪护并及时告知医护人员和家属进行干预,以免发生意外。

2. 体位　多卧床休息,宜取平卧位。大量腹水者卧床时可取半坐卧位,以利于呼吸。下肢水肿者,抬高下肢,以减少水肿。

3. 饮食照护　肝硬化患者宜进高热量、高蛋白、高维生素、易消化饮食。有腹水者应限制钠盐摄入量（每天食盐控制在 1.5～2g），且每天进水量限制在 1000mL 左右。有性格、行为改变者，应限制摄入或禁食蛋白质，待病情稳定后再逐步添加蛋白质摄入，以豆制品等植物蛋白为主。食管胃底静脉曲张者，应食菜泥、肉末等软食，细嚼慢咽，忌粗糙或坚硬等刺激性食物。

4. 输液照护　观察滴速及通畅情况，若有胸闷、气急等不适，及时告知医护人员。

5. 腹腔引流管照护　妥善固定，防止脱管；保持通畅，防管道扭曲或受压。

6. 避免腹内压剧增　注意保暖，避免受凉，保持排便通畅，避免剧烈咳嗽、打喷嚏或用力排便等。

7. 病情观察　观察生命体征、意识、腹水和下肢水肿的消长，测量腹围、体重，腹腔引流液颜色、性质及腹腔穿刺处敷料有无渗液或脱落，记录 24h 出入量。

（三）健康指导

1. 活动与休息指导　体力允许时适当活动，活动量以不引起疲劳或其他不适感为宜；睡眠要充足，生活要有规律。

2. 皮肤照护指导　沐浴时水温不宜过高，勿使用有刺激性的肥皂或沐浴液，沐浴后可涂抹润肤品；宜穿棉质衣物，若感皮肤瘙痒，勿用手抓挠，以免皮肤破损。

3. 用药指导　遵医嘱用药，不要随意加用药物，以免加重肝脏负担和肝功能损害。

4. 早期识别病情变化　细心观察，当患者出现性格、行为改变，或呕血、黑便等异常表现时，应及时就诊。

学习单元 3　急性胰腺炎患者的照护

工作任务

患者，男性，49 岁，因暴饮暴食后突发上腹部持续性刀割样疼痛 1 天，疼痛向左腰背部放射，呈束带状、伴腹胀、频繁呕吐胃内容物；急诊血淀粉酶提示为急性胰腺炎而收住入院。该患者既往有胆石症病史 5 年。如果你是照护员，应为患者提供哪些照护？

学习目标

1. 了解急性胰腺炎的定义。

2. 熟悉急性胰腺炎的主要临床特点。

3. 掌握急性胰腺炎患者照护措施。

4. 能对急性胰腺炎患者在饮食、活动等方面进行健康宣教。

知识要求

（一）急性胰腺炎的相关知识

1. 定义　急性胰腺炎是指多种病因导致胰酶在胰腺内被激活而引起的胰腺组织自身消化、水肿、出血甚至坏死的炎症反应。我国以胆道疾病为常见病因。

2. 临床表现　临床以急性上腹痛、恶心、呕吐、发热、血和尿淀粉酶增高为主要表现，病情严重者常继发感染、腹膜炎和休克等多种并发症。

3. 心理状态　本病急性起病，患者出现剧烈腹痛，一般止痛剂无效，常使患者产生恐惧不安、烦躁等不良心理反应。

（二）急性胰腺炎患者的照护

1. 心理照护　照护员应理解患者不良情绪的表达，在身边守护照料，了解其需要，并及时作出反应，耐心帮助患者，消除其不良情绪，树立治疗信心。

2. 休息与体位　绝对卧床休息。腹痛时协助患者取弯腰、前倾坐位或屈膝侧卧位，以缓解疼痛。疼痛剧烈辗转不安者拉上护栏，以免坠床，周围不要有剪刀等危险物品，保证患者安全。

3. 饮食　急性胰腺炎应禁食、禁饮，待腹痛缓解、炎症控制后，可先进食无脂流质。

4. 输液照护　观察滴速及通畅情况，若有异常情况，及时告知医护人员。

5. 胃肠减压和鼻饲管　妥善固定，防止脱管；保持通畅，防管道扭曲或受压。

6. 病情观察　观察生命体征、皮肤色泽与弹性、面色、引流液的性状及数量，若有脉搏细速、血压下降、呼吸急促、尿量减少等异常情况，及时报告医护人员，并协助患者留取尿液标本送检。

（三）健康指导

1. 饮食指导　养成规律进食习惯，避免暴饮暴食。腹痛缓解后，应从少量低脂、低糖饮食开始逐步恢复到正常饮食，避免刺激强、产气多、高脂和高蛋白食物，戒烟酒，预防复发。

2. 若出现腹痛、腹胀、恶心等症状时，应及时到医院就诊。

第 4 节　泌尿系统常见疾病

学习单元 1　肾病综合征患者的照护

工作任务

患者，男性，57 岁，因间断性颜面、双下肢浮肿 3 年，症状加重 1 周入院。1 周前患者着凉后咳嗽咳痰,再发颜面、下肢水肿,以晨起为重,并有尿量较前减少,尿中泡沫较前明显增加。辅助检查:尿液常规示:白蛋白($+++++$),甘油三脂(TG):3.5mmol/L,血清白蛋白22g/L。如果你是照护员,应为患者提供哪些照护?

学习目标

1. 了解肾病综合征的定义。
2. 熟悉肾病综合征的主要临床特点。
3. 掌握肾病综合征患者照护措施。
4. 能对肾病综合征患者在饮食、活动等方面进行健康宣教。

知识要求

(一)肾病综合征的相关知识

1. 定义　肾病综合征是由各种肾脏疾病所致的临床综合征,可原发于肾脏本身疾病,也可继发于全身性或其他系统疾病的肾损害。

2. 临床表现　以大量蛋白尿、低蛋白血症、水肿、高脂血症为主要临床表现,可出现感染、血栓形成、栓塞、肾功能衰竭、动脉硬化等多种并发症。

3. 心理状态　患者尿蛋白转阴需要较长时间的治疗,经济负担重,易产生焦虑、愤怒而又束手无策等心理反应,再加上治疗所用的激素药物导致容貌和外形变化,导致患者出现悲观情绪,表现出沉默寡言,对治疗和人生失去信心。

(二)肾病综合征患者的照护

1. 心理照护　陪护员应理解、尊重、耐心对待患者,主动与患者沟通,鼓励其说出心理感受,对其任何细微的进步及时予以肯定,帮助患者重建治疗信心。

2. 休息与活动　保证充分休息和睡眠,适度活动,但勿疲劳,避免剧烈运动。全身水肿严重者,应卧床休息,取半坐卧位,适当床上活动,防治关节僵硬和血栓形成。

3. 饮食　患者宜进食足够热量、富含维生素、易消化类食物,选用优质动物蛋白,如鱼、肉、蛋等;少食富含饱和脂肪酸的食物,如动物油脂,可选用植物油及鱼油;多吃富含可溶性纤维的食物,如燕麦等,以减轻高脂血症。水肿时低盐饮食($<3g/d$),忌食腌制品。

4. 输液照护　观察滴速及通畅情况,若有异常不适,及时告知医护人员。

5. 病情观察　观察生命体征、体重、腹围、出入液量,观察水肿情况,若有发热、胸闷、气急、腹胀、尿量减少、下肢疼痛、胸痛等异常情况,及时报告医护人员。及时协助留取尿液标本送检。

(三)健康指导

(1)寒冷季节注意保暖,避免着凉;尽量减少到公共场所等人群聚集的地方活动,预防感染;注意养成良好卫生习惯。根据病情适度休息与活动。

（2）坚持遵医嘱用药，不要自行减量或停用激素。

（3）出院后若有胸闷、胸痛、水肿加重、发热等不适，应及时到医院检查。

学习单元 2　肾功能衰竭患者的照护

🗒 工作任务

刘女士，48 岁。10 年前体检时偶然发现蛋白尿，诊断为慢性肾炎，近 2 周食欲不振、恶心、呕吐，前来就诊。体检：患者神志清，贫血貌，双下肢中度水肿。辅助检查：血红蛋白 70g/L，尿蛋白＋＋，血肌酐 416μmol/L，尿素氮 28mmol/L。以"慢性肾功能衰竭"收住入院。如果你是照护员，应为患者提供哪些照护？

🎯 学习目标

1. 了解肾功能衰竭的定义。

2. 熟悉肾功能衰竭的主要临床特点。

3. 掌握肾功能衰竭患者照护措施。

4. 能对肾功能衰竭患者在饮食、活动等方面进行健康宣教。

📚 知识要求

（一）肾功能衰竭的相关知识

1. 定义　肾功能衰竭是指各种肾脏疾病发展到后期引起的肾功能部分或全部丧失的一种病理状态，因肾小球滤过率下降，引起一系列代谢紊乱的临床综合征。

2. 临床表现　肾功能衰竭患者常出现多个系统表现。除尿少，消化系统症状（食欲不振、恶心、呕吐、口腔氨味）、心血管系统症状（高血压、心力衰竭）、呼吸系统症状（胸闷、气急）外，还可出现贫血、出血倾向、疲乏、失眠等。

3. 心理状态　患者被确诊后，往往不能接受现实，情绪波动较大，易出现震惊、否认、伤感及退缩心理问题；长期治疗及疾病反复，导致患者出现焦虑、抑郁、恐惧等心理反应，再加上并发症出现后，对治疗会失去信心，产生悲观、绝望的心理。

（二）肾病综合征患者的照护

1. 心理照护　陪护员应理解、尊重、耐心对待患者，主动与患者沟通，鼓励其说出心理感受，让患者感受到温暖，可以讲些治疗效果良好的患者的现状，帮助患者重建治疗信心。

2. 休息与活动　以休息为主，避免过度劳累。病情稳定者，适当活动，活动以不出现疲劳、气急、头晕等不适为度；病情严重伴有心肺疾患者，绝对卧床，适当协助患者床上活动，避免静脉栓塞和肌肉萎缩。

3. 饮食与营养　患者应进食足够热量（碳水化合物为主）、适量蛋白质、丰富维生素（维生素 C、B 族维生素和叶酸等）、易消化、少刺激食物；蛋白摄入量应根据肾小球滤过率调整，且 50％蛋白质来源于优质蛋白，如鸡蛋、鱼、牛奶、瘦肉等；少食植物蛋白，如花生、豆制品等；避免摄入含钾量高的食物，如白菜、萝卜、梨、桃、葡萄、香蕉等。

4. 腹透照护　连接各种管道前要注意消毒，腹透液输入前要检查有无混浊及杂质，并加热到 37℃后再输入，记录生命体征及透析液进入腹腔时间及液量。

5. 病情观察　观察生命体征、意识，透析处皮肤有无红肿、敷料有无渗液或脱落；每天定时测量尿量、体重及出入液量。若有嗜睡、胸闷、气急、血压升高、体重短时间内增加、发热等异常情况，及时告知医护人员。

（三）健康指导

（1）注意休息，适当活动，避免劳累和重体力活动。

（2）严格遵守饮食治疗原则，注意水、钠盐、蛋白质的合理摄入。

（3）准确记录尿量、测量体重、监测血压。

（4）出现体重短时间内迅速增加并超过 2kg、水肿、血压升高、气促、发热、乏力、嗜睡或昏迷时，及时到医院就诊。

第 5 节　血液系统常见疾病

学习单元　白血病患者的照护

工作任务

患者，女性，25 岁，工人。因面色苍白，头晕伴皮肤青紫 2 周来医院就诊。2 周来自觉头晕、乏力，发现皮肤多处青紫，时有鼻出血、牙龈渗血，入院后确诊为急性淋巴细胞白血病。如果你是照护员，应为患者提供哪些照护？

学习目标

1. 了解白血病的定义。

2. 熟悉白血病的主要临床特点。

3. 掌握白血病患者照护措施。

4. 能对白血病患者在饮食、活动等方面进行健康宣教。

📚 知识要求

（一）白血病的相关知识

1. 定义　白血病是一类原因未明的造血干细胞恶性克隆性疾病,白血病细胞在骨髓和其他造血组织中大量增生累积,抑制正常造血并浸润其他器官组织。

2. 临床表现　白血病以发热、出血、贫血、骨骼和关节疼痛、淋巴结肿大为主要临床表现,当白血病细胞浸入大脑时,轻者头痛、头晕,重者抽搐、昏迷。

3. 心理状态　患者被确诊后常感到恐惧,难以接受;治疗过程中常会忧心忡忡、悲观绝望;因化疗药物不良反应常引发机体极度不适,使患者拒绝或恐惧治疗。

（二）白血病患者的照护

1. 心理照护　陪护员应理解患者对疾病的恐惧、悲观等心理反应,关心患者,主动与患者交谈,了解患者需要并及时给予照护,化疗后脱发者可建议戴帽或戴假发以修正自我形象;对每一步细微进步给予肯定,鼓励其树立信心,能积极配合治疗和照护。

2. 休息与活动　病情重者,绝对卧床休息。病情轻者可适当活动,注意劳逸结合;保证每天睡眠 7~9h。

3. 环境与体位　保持病房安静、光线柔和、减少探视。舒适体位,慢粒患者可取左侧卧位,尽量减少弯腰和碰撞腹部,以免脾破裂。

4. 饮食与营养　给予高热量、高蛋白、富含维生素、适量纤维素、清淡易消化的饮食,以半流质为主,少量多餐,尽可能满足患者的饮食习惯和要求。

5. 化疗照护　做好化疗药物输液照护,注意滴速和通畅度,若有输液侧肢体疼痛等不适,及时告知医护人员。化疗前后 2h 内避免进食;进食时出现恶心、呕吐时应暂缓进食;呕吐后及时清理污物并漱口,保持口腔清洁;停止呕吐后,可指导患者做深呼吸和有意识吞咽动作,以减轻恶心症状。化疗期间多饮水,饮水量 3000mL/d 以上。

6. 病情观察　观察生命体征、意识,口腔、鼻腔、皮肤有无出血以及患者进食情况;出现口腔溃疡、手足麻木等异常情况,应及时告知医护人员。

（三）健康指导

（1）避免接触电离辐射、染发剂、油漆等对造血系统有损害的因素。

（2）养成良好的生活方式,保证休息和营养。注意个人卫生,饭后漱口,不去人多拥挤的地方,勿用牙签剔牙,用软毛牙刷,勿用手挖鼻孔,避免创伤。

（3）若出现发热、骨骼疼痛、贫血、出血加重、脾脏迅速肿大等情况,应及时送医院就诊。

第6节 内分泌系统常见疾病

学习单元 糖尿病患者的照护

工作任务

患者,李某,男性,2月前感全身乏力、口渴,出现多饮、多食,2周前出现双下肢皮肤瘙痒,体重下降 3kg。既往患者体重 80kg,身高 1.7m,喜甜食及油炸食物,其母亲患有糖尿病。入院后确诊为"2 型糖尿病"。如果你是照护员,应为患者提供哪些照护?

学习目标

1. 了解糖尿病的定义。
2. 熟悉糖尿病的主要临床特点。
3. 掌握糖尿病患者照护措施。
4. 能对糖尿病患者在饮食、活动等方面进行健康宣教。

知识要求

(一) 糖尿病的相关知识

1. 定义 糖尿病在遗传和环境因素相互作用下,使胰岛素分泌缺乏和(或)其作用缺陷导致糖代谢紊乱而引起的一组以慢性高血糖为共同特征的代谢综合征。

2. 临床表现 糖尿病以多饮、多食、多尿、体重减轻为主要表现。因尿糖刺激还可以出现皮肤瘙痒,随着病程的延长,可出现多种慢性并发症,如眼、肾、神经、血管等功能损害;或出现烦躁、嗜睡、呼气中有烂苹果味道(酮症酸中毒)等急性并发症。

3. 心理状态 糖尿病为终身性疾病,病程漫长、需限制饮食及并发症多等原因,使患者产生焦虑、恐惧、抑郁等心理问题,对治疗缺乏信心或依从性较差。

(二) 糖尿患者的照护

1. 心理照护 陪护员应根据糖尿病患者的性格特点和生活方式,对患者改变不良生活方式的方法适当提出建议,鼓励患者多与人交流,对其每一次的行为改变及时予以肯定,使其树立治疗信心,并能长期坚持。

2. 饮食与营养 合理控制总热量,以维持理想体重;平衡膳食,食物多样化,少量多餐,定时、定量;增加膳食纤维及维生素等的摄入,避免油炸食物,少吃坚果类和含糖量高的食物;戒烟戒酒。

3. 运动　一般可进行慢跑、快走、骑车、游泳、做操、打太极拳等运动方式。选择安全的运动场所;一般在饭后 1h 进行运动,忌空腹运动;运动时需携带糖果或糕点,以防发生低血糖;运动中需补充水分。运动中若出现胸闷、胸痛或视物模糊等,应立即停止运动。

4. 低血糖识别与处理　低血糖时,患者可出现心慌、出汗、饥饿感、手抖、视物模糊,严重者会抽搐、昏迷。一旦发生,应立即口服 15～20g 糖类食品(葡萄糖为佳),神志昏迷者立即告知医护人员,行静脉葡萄糖注射。

5. 糖尿病足　每天观察足部皮肤有无水泡、破损、脚癣等。每天洗脚,水温 <37℃;洗后软毛巾擦干,尤其足趾间;足部皮肤干燥者可使用油脂类护肤品,足趾间不要涂擦;剪趾甲宜在洗脚后进行,要水平剪并锉平;冬天不宜直接使用热水袋保暖,以防烫伤;夏天避免赤脚行走;不能自行修脚;鞋袜要透气性好,宽松舒适;若有皮肤红肿、破溃、发热时,及时告知医护人员。

6. 病情观察　注意观察生命体征、血糖,有无低血糖反应,有无烦渴、多饮、嗜睡或烦躁,呼气中有无烂苹果味道等急性并发症表现,病程长者注意有无胸闷、心前区不适、肢体麻木发凉、间歇性跛行、视物模糊等,一旦出现,均应立即告知医护人员。

(三) 健康指导

(1) 养成良好的生活方式及饮食习惯,注意营养均衡,合理控制饮食,戒烟酒,适当运动锻炼。注意个人卫生,尤其口腔、足部和外阴的清洁。

(2) 遵医嘱用药。

(3) 自我监测血糖、血压;定期门诊复查。

(4) 如有皮肤破溃、发热等情况,应立即到医院检查处理。

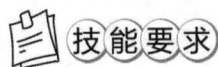

技能要求

笔式胰岛素注射

(一) 操作前准备

1. 物品准备　治疗车上准备一个治疗盘,盘内放胰岛素笔(含笔芯)1 支、胰岛素针头 1 个、干棉签 1 包、75% 浓度的酒精 1 瓶、锐器盒和污物盒各 1 个、胰岛素治疗单 1 份。

2. 环境准备　空气清新。

3. 陪护员准备　衣帽整洁,洗手,戴口罩。

(二) 操作步骤

(1) 遵医嘱,确认需注射的胰岛素种类和剂量。

(2) 向患者解释并评估患者情况及饮食准备情况,备齐用物,携至床旁。

(3) 选择注射部位,进行皮肤评估,并消毒待干。

(4) 旋开笔帽,检查笔芯是否破损,并将其上下颠倒摆动十余次,使笔芯中的胰岛素分布均匀,呈白色混悬液状。

(5)排气:消毒笔芯头端,装上针头,调整胰岛素笔剂量到2U,将胰岛素笔头端朝上直立竖起,向上排气。

(6)遵医嘱调节注射剂量,并再次核对胰岛素及注射剂量。

(7)垂直或45°角进针,皮下注射。

(8)注射后,针头停留6s以上,原角度拔针,干棉签按压数秒。

(9)针头用后放锐器盒,棉签使用后放污物盒。

(10)安置患者,嘱咐及时进食。

(11)整理用物,清洗双手,记录结果。

(三)注意事项

(1)需确认注射胰岛素种类和剂量无误;一般是餐前注射;注射后需督促患者按时进食,以防低血糖发生。

(2)注射部位宜选择腹部(以肚脐为中心,半径2.5cm外的距离)、上臂侧面或后侧、大腿前外侧等部位,应避免在破损、皮疹、疼痛的皮肤上注射。

(3)注意无菌操作,以免感染。注射针头为一次性物品,需一次一换。

第7节 神经系统常见疾病

学习单元1 脑血管意外患者的照护

工作任务

患者,男性,70岁,因吐词不清,右侧肢体运动障碍,反应迟钝4h,以"脑血管意外"收入院,入院时体温36.5℃,心跳74次/min,呼吸20次/min,血压150/100mmHg。神志模糊,双侧瞳孔等大等圆约0.3cm,对光反射灵敏,右侧肢体肌力0级,左侧肌力4级。头颅CT:脑梗死。如果你是照护员,应为患者做好哪些照护?

学习目标

1.了解脑梗死患者的定义。

2.熟悉脑梗死患者的主要临床特点。

3.掌握脑梗死患者照护措施。

4.能对脑梗死患者在饮食、活动等方面进行健康宣教。

📚 **知识要求**

（一）脑梗死患者的相关知识

1. 定义　脑梗死又称缺血性脑卒中，是指各种原因引起的脑局部血液供应障碍，是局部脑组织发生不可逆损害，导致脑组织缺血、缺氧性坏死，从而引起神经功能障碍的一种脑血管病。包括脑血栓形成、腔隙性梗死和脑栓塞等。

2. 临床表现　临床表现为突然出现偏瘫、偏盲、偏身感觉障碍、失语等，发病时意识清楚或短暂意识障碍，程度较轻且很快恢复。严重者可引起昏迷、颅内压增高，继发脑疝而死亡。中老年患者，既往有高血压、动脉硬化、冠心病病史。

3. 心理状态　脑卒中后因为大脑左前半球受损可以导致抑郁，加之语言沟通障碍、肢体功能恢复过程较长，速度较慢，日常生活需要依赖他人照顾，患者常表现出焦躁、抑郁、悲观情绪，或易产生急于求成心理。

（二）脑梗死患者的照护

1. 心理照护　陪护员应理解患者不良情绪，在旁守护，关心、尊重患者，多与患者交谈；避免任何不良刺激和伤害患者自尊的言行，尤其在协助进食、洗漱和如厕时不要流露出厌烦情绪；及时发现患者精神情绪变化，给予安慰、解释、鼓励，消除患者思想顾虑，稳定情绪，增加战胜疾病的信心。

2. 生活照护　患者急性期要卧床休息，陪护员应保持床单位整洁、干燥、无屑；协助患者床上大小便，正确使用大小便器，动作轻柔；帮助患者采取舒适卧位，床头可适当抬高 15°～30°，并在医护人员指导下定期给予翻身、拍背、有效咳嗽，按摩关节和骨隆突部位，防止压疮；每天全身温水擦拭 1～2 次，注意保暖；鼓励患者摄取充足的水分和均衡的饮食，养成定时排便的习惯，便秘者可按摩患者下腹部，促进肠蠕动，保持大便通畅；注意口腔卫生，保持口腔清洁；协助患者进食、洗漱、穿脱衣服和如厕等，增进患者舒适感和满足患者基本生活需求。

3. 安全照护　因患者躯体活动障碍，应防止跌倒、坠床。病房床单位力求简单，床栏拉上；去除不必要的物品，防止碰撞而摔倒；患者下床行走、如厕，陪护员必须在旁陪伴，必要时借助辅助工具，防止受伤；因感觉障碍，慎用热水袋，如需用热水袋时，水温不宜超过 50℃，加外套，防止烫伤。

4. 饮食照护　因患者吞咽障碍，注意观察患者能否自口进食进水，陪护员在医护人员指导下给患者喂食、喂水，进食时间要充足，环境安静，进食速度适宜，用勺把食物放在健侧的颊部或舌后部，有利于食物的吞咽，进食后保持坐立位 30min 以上，防止食物反流。饮食宜高蛋白、高维生素的食物，选择半流质、糊状、软饭等食物，避免粗糙、干硬、辛辣等刺激性食物，少量多餐。对吞咽困难患者不能使用吸水管饮水。如置胃管鼻饲患者，不能擅自灌注。

5. 康复照护　在医护人员的指导下，协助患者进行早期肢体康复训练，如保持良好的肢体功能位置、患侧肢体被动运动、床上运动训练、体位变换等，防止肢体挛缩畸形。

6.输液照护　观察滴速及通畅情况,若有异常情况,及时告知医护人员。

7.病情观察　观察患者意识、生命体征、评估语言,吞咽功能及肢体肌力、肌张力等,发生异常,及时报告医护人员。

(三)健康指导

(1)针对基础病因进行系统、正规治疗,如高血压、动脉硬化、高血糖、冠心病等。

(2)改变不良的生活习惯,如酗酒、熬夜、久卧久坐、易情绪激动等,适当运动。患者起床、低头系鞋带等体位变换时动作宜慢,转头不宜过猛过急,平时外出需有人陪伴。

(3)对吞咽功能正常者,饮食宜清淡、低盐、低脂、易消化。少吃油腻食物,多吃蔬菜水果类。对吞咽功能障碍者应采取坐位或半卧位进食,鼓励健侧进食,选择不易松散、稠厚的食物,避免半生不熟的蔬菜和大块的食团,以免窒息。

(4)继续康复功能训练。

(5)遵医嘱用药,避免擅自停药或随意增减药量。

(6)若出现头晕、头痛、一侧肢体麻木无力、步态不稳、吐词不清、进食呛咳等,应及时就诊。

学习单元 2　老年性痴呆症患者的照护

工作任务

患者男性,66 岁,退休工人,进行性记忆力减退伴反应迟钝 2 年,门诊做头颅 CT 示"老年性脑改变",拟诊断为"老年性痴呆症"收入院。入院时神志清,检查身体欠合作,言语流利,记忆力、计算力、定向力减退。如果你是照护员,应为患者做好哪些照护?

学习目标

1.了解老年性痴呆症的定义。

2.熟悉老年性痴呆症的主要临床特点。

3.掌握老年痴呆症患者照护措施。

4.能对老年痴呆症患者在饮食、活动等方面进行健康宣教。

知识要求

(一)老年性痴呆症的相关知识

1.定义　老年痴呆症,又称阿尔茨海默病(AD)是发生在老年期及老年前期的一种原发性退行性脑病,指的是一种持续性高级神经功能活动障碍,即在没有意识障碍的状态下,记忆、思维、分析判断、视空间辨认、情绪等方面的障碍,目前尚无特效治疗或逆转疾病进展的治疗药物。

2. **临床表现**　老年痴呆症患者表现为记忆、思维、定向、理解、计算、学习能力、语言和判断功能的障碍及情绪和人格的改变。晚期可有大小便失控,生活完全不能自理,伴有神经系统症状和体征。

3. **心理状态**　痴呆患者有焦虑、抑郁、恐惧、偏执、急躁、易怒、孤僻、消极等心理反应。

（二）老年痴呆症患者的照护

1. **心理照护**　陪护人员应在旁陪伴,充分理解、尊重、关心患者,态度要特别亲切、耐心,语言温和,使他们有安全感。

2. **环境与安全**　保持病房整洁、安静,视线适宜,保持床铺清洁、干燥、平整舒适,加床栏,防止患者坠床。去除不必要的物品,防止碰撞而摔倒;患者不能单独外出活动、上厕所,照护者必须在旁陪伴,防止跌倒、走失,预防发生各种意外。

3. **生活照护**　协助患者的日常生活,如穿衣、进食和睡觉等。尽可能给予自我照顾的机会,每天协助患者进行锻炼或行走,进行自我照顾能力的训练。做好大小便照护;注意口腔卫生,保持口腔清洁;对卧床患者要定时翻身、清洁皮肤,预防压疮。

4. **饮食照护**　保证营养摄入,进食清淡易消化的高热量、高蛋白食物,少吃油腻食物,多吃蔬菜水果类。

5. **输液照护**　观察滴速及通畅情况,若有异常情况,及时告知医护人员。

6. **病情观察**　注意观察患者的饮食、起居等各种变化及精神症状,观察体温、脉搏、血压、呼吸、意识,严防患者自伤、伤人等意外。

7. **用药照护**　服药全程陪伴,观察用药不良反应,做好药品管理,防止误服。

（三）健康指导

（1）加强对全社会的健康指导,提高对痴呆症的认识,及早发现记忆障碍,做到"三早",即早发现,早诊断,早干预。

（2）早期预防痴呆,从青年期就加以注意,如积极用脑、劳逸结合,保证充足睡眠,培养广泛的兴趣爱好和开朗性格,养成良好的卫生饮食习惯,戒除烟酒。积极有效地防治高血压、脑血管病、糖尿病等慢性病。

（3）教会照顾者和家属自我放松方法,合理休息,寻求社会支持,适当利用社区卫生服务机构、医院和专门机构的资源,组织有痴呆患者的家庭进行相互交流,相互联系与支持。

┃本章思考题┃

1. 慢性阻塞性肺部疾病、支气管哮喘、心力衰竭、高血压、冠心病、上消化道出血、肝硬化、急性胰腺炎、肾病综合征、肾功能衰竭、白血病、糖尿病、脑梗死、老年痴呆症的主要临床表现有哪些?

2. 对慢性阻塞性肺部疾病、支气管哮喘、心力衰竭、高血压、冠心病、上消化道出血、肝硬化、急性胰腺炎、肾病综合征、肾功能衰竭、白血病、糖尿病、脑梗死、老年痴呆症等患者如何进行健康指导?

3. 对慢性阻塞性肺部疾病、支气管哮喘、心力衰竭、高血压、冠心病、上消化道出血、肝硬化、急性胰腺炎、肾病综合征、肾功能衰竭、白血病、糖尿病、脑梗死、老年痴呆症等患者如何进行照护?

本章实训练习题

练习笔式胰岛素注射。

(曹小萍　周红娣)

第 11 章　外科常见疾病患者的照护

第 1 节　肿瘤患者的照护

工作任务

　　王先生,56 岁,因进行性吞咽困难 3 个月,门诊 CT 示:食道中下段占位,门诊拟诊断为"食道癌"收治入院。治疗方案:择期手术,术后配合放疗和化疗。如果你是照护员,应为患者做好哪些照护?

学习目标

1. 了解肿瘤的病因。
2. 熟悉肿瘤的主要临床特点。
3. 掌握肿瘤患者照护措施。
4. 能对肿瘤患者在饮食等方面进行健康宣教。

知识要求

(一)肿瘤的相关知识

1. 病因　肿瘤的病因包括环境致瘤因素和机体内部因素,而往往是多种因素相互作用的结果。同一类肿瘤可由不同的因素引起,同一因素又可通过不同途径引起不同部位的肿瘤。

2. 临床表现　以肿块、疼痛、溃疡、出血、梗阻以及中晚期恶性肿瘤可伴有消瘦、乏力、纳差、精神萎靡、体重下降、低热、贫血等全身症状,但多为非特异性表现。肿瘤患者晚期,全身脏器衰竭,呈现恶病质。

3. 心理状态　肿瘤患者因各自的文化背景、心理特征、病情性质及对疾病的认知程度不同,会产生不同的心理反应。

(二)肿瘤患者照护

1. 心理照护　根据肿瘤患者的不同心理状态,给予相应的照护(具体内容参考第

9 章)。

2. 营养支持　鼓励患者摄取易消化、高蛋白、高维生素食物;避免酒、太冷、太热或辛辣食物。

3. 癌痛的照护　分散注意力、音乐疗法、放松技术、适当地按摩等,有助于提高对疼痛耐受力,缓解疼痛,增强止痛药物效果,同时保持室内光线轻柔,语言温和,以增强患者的舒适感;鼓励患者适当参与娱乐活动等。

4. 放疗患者的照护

(1) 全身反应的照护:照射前30min要禁食、禁饮;照射后要禁卧30min,可减少不良反应;鼓励患者多饮水,促进毒素的排泄;设法增强患者的食欲,补充 B 族维生素及维生素 C 丰富的食物等。

(2) 局部反应的照护。

① 皮肤反应:照射野皮肤充分暴露,避免机械性刺激;选择柔软、宽松、吸湿性强的内衣;保持照射部位皮肤的清洁、干燥;忌用肥皂和粗毛巾擦洗;局部不可粘贴胶布或涂抹乙醇及刺激性油膏;避免各种冷、热刺激;防止暴晒及风吹雨淋;脱屑者切忌撕皮;使用电剃须刀,不得用刮刀,以防损伤皮肤造成感染。

② 眼反应:照射时应遮盖保护;照射后根据医嘱协助患者涂眼膏保护角膜。

③ 口腔黏膜反应:照射前洁齿、拔除患牙。刷牙用软毛刷、含氟牙膏,餐后睡前漱口,清除食物残渣。避免食用过冷过热及辛辣食物。用漱口液含漱每日至少 4 次。放疗后 2～3 年不能拔牙。

5. 化疗患者的照护

(1) 观察注射局部有无红肿、疼痛,拔针后轻压血管数分钟止血等。一旦发生红肿、疼痛,及时报告医护人员,局部冷敷,不能热敷。

(2) 观察有无呼吸道、泌尿道、皮肤黏膜等感染征象,有无皮肤瘀斑、齿龈出血、鼻出血、血尿、血便等全身出血征象,如有上述征象,及时报告医护人员。

(3) 观察有无少尿、无尿、血尿及水肿等。鼓励患者多饮水,保证每日尿量2000～3000mL。观察并记录尿量,发现尿量减少,及时报告医护人员。

(4) 观察有无口干、食欲不振、恶心、呕吐、便秘、腹泻等情况。

(三) 健康指导

(1) 保持心情舒畅,避免各种精神刺激、情绪波动,避免不必要的刺激。

(2) 鼓励家属给予患者更多关心和照护,增强患者自尊感和被爱感,提高其生活质量。

(3) 患者应均衡饮食,摄入足够的高热量、高蛋白、富含膳食纤维的各类营养素,做到荤素搭配、精细混食,饮食应清淡易消化,忌辛、辣、浓茶、烈性酒、烟熏及霉变食物。

(4) 适量、适时的运动。对于手术所致器官、肢体残缺而引起的生活不便者,应早期进行功能锻炼,提高其自理能力和劳动能力。

(5) 加强随访:在手术治疗后最初 3 年内至少每 3 月随访 1 次,继之每半年复查1 次,5 年后每年复查 1 次。

（6）加强宣传、降低致癌因素：包括改变不良的饮食习惯、生活方式，如戒烟、酒，多食新鲜蔬菜水果，忌食高盐、霉变食物等。

第 2 节　普通外科常见疾病

学习单元 1　甲状腺肿瘤患者的照护

工作任务

患者，女性，50 岁，体检发现左侧甲状腺肿块 2 天，B 超显示：左侧甲状腺肿块，包膜不完整，内见血流及点状钙化。以"甲状腺癌"入院，如果你是照护员，应为患者做好哪些照护？

学习目标

1. 了解甲状腺肿瘤的定义。
2. 熟悉甲状腺肿瘤的主要临床特点。
3. 掌握甲状腺肿瘤患者照护措施。
4. 能对甲状腺肿瘤患者在功能锻炼等方面进行健康宣教。

知识要求

（一）甲状腺肿瘤的相关知识

1. 定义　甲状腺肿瘤分为甲状腺良性肿瘤和甲状腺恶性肿瘤，甲状腺腺瘤是最常见的甲状腺良性肿瘤，多见于 40 岁以下的妇女。甲状腺癌是最常见的甲状腺恶性肿瘤，约占全身恶性肿瘤的 1%，除髓样癌外，大多数甲状腺癌起源于滤泡上皮细胞。

2. 临床表现　甲状腺腺瘤患者颈部出现圆形或椭圆形结节，多为单发，表面光滑，稍硬，无压痛，边界清楚，随吞咽上下移动，生长缓慢。若发生囊内出血时，肿瘤可在短期内迅速增大。甲状腺癌初期多无明显症状，随着病情进展，肿块逐渐增大，质硬，表面高低不平，吞咽时肿块移动度减小，晚期因癌肿压迫出现声音嘶哑、呼吸或吞咽困难等。

3. 心理状态　因颈部肿块性质不明，担心手术及预后，患者常出现紧张、焦虑、恐惧心理。

（二）甲状腺肿瘤患者照护

1. 心理照护　陪护人员与患者积极沟通，要耐心帮助患者，消除思想顾虑，调整患者心态，以便更好地配合诊疗和照护。

2. 术前照护

（1）饮食：给予高热量、高蛋白、丰富维生素的食物，禁用浓茶、咖啡等刺激性饮料、戒烟、戒酒。

（2）指导患者练习术中体位：即将软枕垫于肩部，保持头低、颈过伸的体位。

3. 术后照护

（1）体位：患者麻醉清醒，血压平稳后，取半坐卧位。

（2）保持呼吸道通畅，有痰液及时咳出，预防肺部并发症。

（3）病情观察：严密观察生命体征及呼吸、发音和吞咽情况，发现患者出现呼吸困难、声音嘶哑、音调降低、误咽、呛咳等，及时汇报医护人员。

（4）饮食与营养：病情稳定、麻醉清醒后，遵医嘱予少量温凉开水，若无不适，鼓励进食温凉的流质饮食，逐步过渡至半流质及软食，禁忌给予过热饮食。

（5）颈部引流管照护：妥善固定引流管，防止脱出；保持引流通畅，防止受压、扭曲；患者卧床与活动时，保持引流袋位置低于颈部切口。

（6）观察伤口敷料有无渗血、渗液、脱落，有异常情况报告医护人员。

（7）并发症的观察：观察患者有无呼吸困难、窒息、失声、误咽、手足抽搐、高热、大汗、烦躁不安等情况，发现异常及时报告医护人员。

（三）健康指导

（1）功能锻炼：头颈部制动一段时间，拆线后，逐步练习颈部活动，颈淋巴结清扫术后注意保持患肢高于健侧，以防肩下垂，切口愈合后开始肩关节和颈部的功能锻炼，至少持续 3 个月。

（2）心理指导：调整心态，积极配合治疗。

（3）后续治疗：遵医嘱坚持服药。

（4）定期复诊：发现结节、肿块及时就诊。

学习单元 2　乳腺癌患者的照护

工作任务

患者，女性，48 岁，洗澡时发现左侧乳房肿块 2 天，门诊乳腺 B 超及钼靶 X 线摄片均提示"乳腺癌"。以"乳腺癌"入院，如果你是照护员，应为患者做好哪些照护？

学习目标

1. 了解乳腺癌的定义。

2. 熟悉乳腺癌的主要临床特点。

3. 掌握乳腺癌患者照护措施。

4. 能对乳腺癌患者上肢活动等方面进行健康宣教。

知识要求

（一）乳腺癌的相关知识

1. 定义　乳腺癌是乳腺导管上皮细胞在各种内外致癌因素的作用下,细胞失去正常特性而异常增生,以致超过自我修复的限度而发生癌变的疾病,是女性最常见的恶性肿瘤之一。

2. 临床表现　患者常无意中发现乳房肿块,多为单发、质硬、边缘不规则,表面欠光滑;非妊娠期从乳头溢出血液、浆液、乳汁,或停止哺乳半年内仍有乳汁流出;可出现酒窝征;后期出现橘皮样改变,皮肤卫星结节及腋窝淋巴结肿大,转移至肺、肝、骨,出现肝肿大、黄疸、胸痛、气急、局部骨疼痛等。

3. 心理状态　患者面对恶性肿瘤对生命的威胁,不确定的疾病预后,乳房缺失导致外形受损,各种复杂而痛苦的治疗(手术、放疗、化疗等),担心婚姻生活可能受到影响等,容易产生焦虑、恐惧、悲观等心理反应。

（二）乳腺癌患者的照护

1. 心理照护　陪护人员要耐心帮助患者,消除思想顾虑,以便更好地配合诊疗和照护。

2. 保持患侧乳房及腋下的清洁,不按压患侧乳房,乳头凹陷者应清洁局部。

3. 术后照护

（1）体位:患者麻醉清醒,血压平稳后,取半卧位。

（2）病情观察:严密观察生命体征,发现患者感胸闷、呼吸困难应及时汇报医护人员;观察引流液的量和性质,如发现引流管凹陷等,应汇报医护人员。

（3）饮食与营养:术后麻醉清醒,遵医嘱给予高蛋白、高热量和高维生素的低脂食物。

（4）胸壁和腋下引流管:妥善固定,防止脱出;保持引流管通畅,防止受压、扭曲等。

（5）观察伤口敷料有无渗血、渗液、脱落,手术部位用弹力绷带或胸带包扎期间不能自行松解,瘙痒时不能将手指伸入敷料下搔抓,有异常情况及时报告医护人员。

（6）患侧上肢的照护:避免过度负重和外伤,不在患侧上肢测血压、抽血、静脉注射等。平卧时患侧下方垫枕抬高 $10°\sim15°$,肘关节轻度屈曲;半卧位时垂直放于胸腹部,下床活动时用健侧手将患肢抬高于胸前,需他人扶持时只能扶健侧,避免患肢下垂过久;定期按摩患侧上肢,术后 3 天内患侧肩部制动,进行握拳、运动以促进肿胀消除,遵循医护人员的指导协助患侧上肢功能锻炼,术后 3~5 天可开始活动,先从肘部开始,术后 1 周做肩部活动,逐步增加肩部活动范围,做手指爬墙运动,直至患侧手指能高举过头。

（三）健康指导

1. 活动　避免患侧上肢搬运或提过重物品,继续功能锻炼。

2. 避孕　术后 5 年内避免妊娠,防止乳腺癌复发。

3. 坚持放、化疗　放、化疗期间应少到公共场所,以减少感染机会;放疗期间应注意保护皮肤;加强营养,多食高蛋白、高热量、高维生素的低脂肪食物,以增强抵抗力。

4.定期返院复诊

学习单元 3　胃癌患者的照护

工作任务

王某,男,65岁,自诉剑突下疼痛不适1年,近期伴纳差,消瘦,乏力明显,有胃溃疡病史10余年,经检查确诊为"胃癌",住院手术治疗。如果你是照护员,应为患者做好哪些照护?

学习目标

1. 了解胃癌病因。

2. 熟悉胃癌的主要临床特点。

3. 掌握胃癌患者照护措施。

4. 能对胃癌患者饮食方面进行健康宣教。

知识要求

(一) 胃癌的相关知识

1.病因　胃癌的确切病因尚未完全清楚,目前认为与下列因素有关。

(1) 环境和饮食因素:不同国家和地区发病率有明显差异。长期食用霉变粮食、咸菜、烟熏腌制食品以及过多摄入食盐,可增加胃癌的发病率。

(2) 幽门螺杆菌感染。

(3) 癌前病变:如慢性萎缩性胃炎、胃息肉、残胃炎、胃溃疡等。

(4) 遗传和基因:胃癌发病具有明显的家族聚集倾向,家族发病率高于一般人群2~3倍。

2.临床表现　早期胃癌多无明显症状,少数患者有类似溃疡病的上消化道症状,无特异性。进展期胃癌最常见的表现是疼痛和体重减轻,常有明显的上消化道症状。晚期胃癌患者常出现贫血、消瘦、营养不良甚至恶病质等表现。

3.心理状态　一旦患者得知患了胃癌,会产生悲伤、绝望的心理;也可能产生侥幸心理,希望不是事实,因此,非常关心病情,尤其是各项检查结果。绝大部分患者希望知道治疗方案和新的治疗手段;有绝望心理的患者要警惕其自杀行为。

(二) 胃癌患者照护

1.一般照护

(1) 休息与活动:轻症患者可适当参加日常活动、进行身体锻炼,以不感到劳累、腹痛为原则。重症患者应卧床休息,给予适当体位,避免诱发疼痛。术后患者若神志清楚,血压稳定可给予半坐卧位,松弛腹肌。

(2) 饮食照护:根据医嘱,鼓励患者尽可能进食,以增强患者的体质,提高对手术或化疗的耐受性。对食欲缺乏者,应为患者提供清洁的进食环境,选择适合患者口味的食品和烹调方法,并注意变换食物的色、香、味,以增进食欲。

(3) 静脉营养支持照护:对于进行静脉营养支持者,保持输液通畅,观察输液反应,不要随意调节输液速度等。

(4) 做好生活照护:如口腔照护、皮肤照护、头发照护,注意会阴部及肛门的清洁等。

2. 病情观察　协助医护人员观察有无腹痛、恶心和呕吐、呕血和黑便及体温等项目。

3. 手术照护　除常规照护(参考患者陪护员基础知识第二部分第 5 章相关内容)外,术后照护更强调:

(1) 胃肠减压管照护:保持胃肠减压管的通畅;固定,防止脱出;观察胃管内吸出液体颜色、量,有异常情况及时报告医护人员。观察肛门有无排气肠、蠕动恢复等情况。

(2) 术后饮食照护:根据医嘱,胃肠减压管拔管后,协助医护人员当日可给少量饮水,每次 4～5 汤匙,1～2h 1 次;第 2 天给流质饮食,每次 50～80mL;第 3 天每次 100～150mL;拔管后第 4 天,可改半流质饮食。术后 1 个月内,指导患者少食多餐,并禁食生、酸、辣、油炸食物、浓茶和酒等。

(3) 术后并发症观察:有无腹胀、呕吐、腹痛及生命体征变化等,有异常情况及时报告医护人员。

4. 心理照护　耐心倾听患者及家属的表白,注意保护性医疗。鼓励患者积极参与社会活动,保持乐观的生活态度,用积极的心态面对疾病,树立战胜疾病的信心。

(三) 健康指导

(1) 开展卫生宣教,多食富含维生素 C 的新鲜水果、蔬菜,多食肉类、鱼类、豆制品和乳制品;避免高盐饮食,少进食咸菜、烟熏和腌制食品;食品贮存要科学,不食霉变食物。

(2) 有规律生活,保证充足的睡眠,根据病情和体力,适量活动,增强机体抵抗力。注意个人卫生,特别是体质衰弱者,应做好口腔、皮肤黏膜的照护,防止继发性感染。

(3) 定期复诊,有不适,及时就诊。

学习单元 4　肠梗阻患者的照护

工作任务

患者男性,45 岁,腹部持续性胀痛,阵发性加重伴呕吐,排便排气停止 2 天。患者 3 年前有阑尾炎手术史。以"粘连性肠梗阻"入院,如果你是照护员,应为患者做好哪些照护?

🎯 **学习目标**

1. 了解肠梗阻的定义。
2. 熟悉肠梗阻的主要临床特点。
3. 掌握肠梗阻患者照护措施。
4. 能对肠梗阻患者在饮食、运动等方面进行健康宣教。

📚 **知识要求**

（一）肠梗阻的相关知识

1. **定义**　肠梗阻是由于某种原因导致肠内容物不能正常运行，即不能顺利通过肠道，为常见的外科急腹症之一。肠梗阻不但可引起肠管局部病变，并导致全身性生理上的紊乱。机械性肠梗阻有粘连性肠梗阻、肠扭转（见图11-1）、肠套叠、蛔虫性肠梗阻。

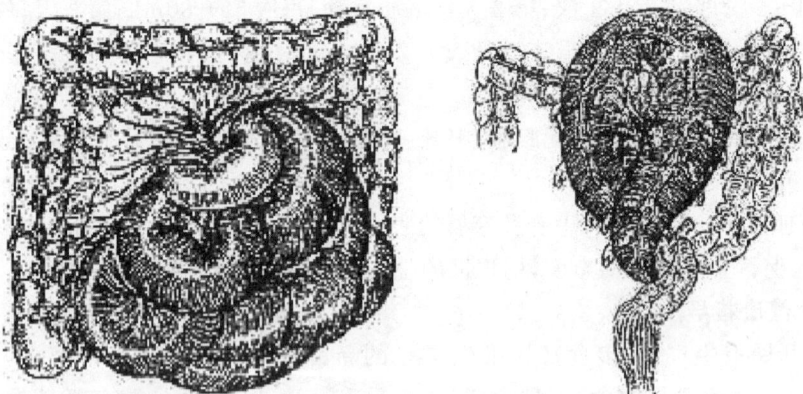

(1) 小肠扭转　　　　　　　(2) 乙状结肠扭转

图 11-1　肠扭转

2. **临床表现**　以腹痛、呕吐、腹胀、肛门停止排便排气及出现严重脱水和代谢性酸中毒症状，甚至发生感染性休克和多器官功能不全综合征。

3. **心理状态**　肠梗阻发病急且病情严重，患者表现为异常痛苦，常产生不同程度的焦虑或恐惧，对手术及预后的顾虑，尤其是粘连性肠梗阻反复发作，或多次手术，常使患者情绪消沉、悲观失望，甚至不愿配合治疗与照护。

（二）肠梗阻患者的照护

1. **心理照护**　急性肠梗阻的患者因担心病情恶化，可出现悲观、急躁情绪。陪护人员要耐心帮助患者，消除思想顾虑，以便更好地配合诊疗和照护。

2. **非手术治疗**

(1) 体位：一般帮助患者取半卧位。

（2）饮食与输液：肠梗阻患者应禁食、禁饮，做好静脉输液照护，观察滴速及通畅情况。待肠梗阻解除后，遵医嘱方可进食流质，忌甜食、牛奶和豆粉，以免引起腹胀。

（3）胃肠减压：持续负压吸引，保持胃管通畅，严密观察引流液的性质和量，如发现有血性液，立即报告医护人员。胃肠减压期间做好口腔清洁工作。

（4）病情观察：观察生命体征、神志及面色的变化，准确记录每一次出量，出量包括呕吐量、胃肠减压量、尿量等；观察腹痛、腹胀、呕吐的变化，发现异常立即报告医护人员。

3.术后照护

（1）体位：患者麻醉清醒，血压平稳后，取半卧位。

（2）病情观察：严密观察生命体征、腹部症状等变化，尤其应注意肛门是否排气。观察和记录胃肠减压和腹腔引流液的量和性质，记录24h液体出量。

（3）饮食与营养：术后禁食，观察静脉输液滴速及通畅情况。待肛门排气后，停胃肠减压后，遵医嘱方可开始进少量流质，3～5天后遵医嘱可给半流质。给予易消化的高蛋白、高热量和高维生素的食物。

（4）胃肠减压和腹腔引流管：妥善固定引流管，防止脱出；保持引流通畅，防止受压、扭曲等。

（5）伤口观察：观察伤口敷料有无渗血渗液、脱落，有异常情况报告医护人员。

（6）并发症的观察：观察腹痛、腹胀、持续发热等情况，报告医护人员。

（三）健康指导

（1）注意饮食卫生，预防肠道感染；进食易消化食物，保持排便通畅，忌暴饮暴食及生冷饮食。

（2）避免腹部受凉和饭后剧烈活动、劳动，防止发生肠扭转。

（3）出院后若有腹胀、腹痛等不适，应及时到医院检查。

学习单元5　直肠癌患者的照护

工作任务

患者，徐某，男，77岁，因排便次数增多半年，经病理确诊为直肠癌入院。入院后做好术前准备后择期手术。如果你是照护员，应如何做好人工肛门的照护？

学习目标

1.了解直肠癌的相关病因。

2.熟悉直肠癌的主要临床特点。

3.掌握直肠癌患者的照护措施。

4.能正确更换人工肛门袋；能对患者在饮食、生活注意事项等方面进行健康宣教。

知识要求

（一）直肠癌的相关知识

1. 病因　发病原因目前尚不完全清楚，据流行病学调查和临床观察与下述因素有关。

（1）饮食习惯：高脂肪、高蛋白和低纤维饮食使肠道中致癌物质增加，可诱发结肠癌。

（2）遗传易感性：遗传性结、直肠肿瘤，如家族性肠息肉病，尤其是绒毛状腺瘤。

（3）结、直肠慢性炎性疾病：如溃疡性结肠炎、血吸虫病等。

2. 临床表现　早期无明显症状。

（1）直肠刺激症状：频繁便意，排便习惯改变；便前肛门有下坠感、里急后重、排便不尽感；晚期有下腹痛。

（2）黏液血便：大便表面带血及黏液，甚至浓血便。血便是直肠癌最常见的症状。

（3）肠腔狭窄症状：癌肿侵犯致肠腔狭窄，大便变形，便条变细。癌肿造成肠管部分梗阻时可表现为腹部胀痛或阵发性绞痛，肠鸣音亢进等。

（4）晚期症状：肛门局部剧痛，大便失禁，常有脓血溢出肛外等症状。

3. 心理状态　可能出现的并发症而产生焦虑和恐惧，如需做永久性结肠造口时，会产生更强烈的心理反应，有些患者甚至拒绝手术。

（二）直肠癌患者的照护

1. 术前照护

（1）心理照护：关心患者，加强沟通，尤其是结肠造口的患者，注意心理变化。

（2）营养照护：根据医嘱，鼓励患者尽可能进食。对于进行静脉营养支持者，保持输液通畅，观察输液反应，不要随意调节输液速度等。

（3）肠道准备：

①控制饮食：根据医嘱，协助医护人员管理患者饮食，术前 3 天进少渣饮食；术前 1 天常规禁饮、禁食；有梗阻症状者，应禁食。

② 口服抗生素：根据医嘱，协助医护人员正确按时给患者服药，术前 3 天给予口服肠道不吸收的抗生素，如新霉素、甲硝唑。

③ 清洁肠道：根据医嘱，协助医护人员，术前 3 天给予每晚用番泻叶 10g 开水冲泡饮服，或口服液体石蜡 30mL，每日 3 次；术前 2 天晚上用肥皂水灌肠，手术前 1 天晚清洁灌肠。或根据医嘱，协助医护人员，在手术前 12h 给患者口服等渗平衡电解质液，总量不少于 6000mL。

2. 术后照护

（1）体位：生命体征平稳后，根据医嘱，协助医护人员给患者半卧位。

（2）饮食：术后禁食，术后 2～3 天肛门排气后或结肠造口开放后拔除胃管，根据医嘱，开始给患者进流质饮食，以后逐渐改为半流质或软食。恢复饮食后，注意观察患者有无腹痛、腹胀等不适。禁食期间,对于进行静脉营养支持者,保持输液通畅,观察输液反应,不要随意调节输液速度等。

(3) 病情观察:注意观察生命体征、腹痛的变化;注意腹腔引流液的性质和量等情况;协助医护人员记录 24h 尿量,有异常情况及时报告医护人员。

(4) 会阴部伤口照护:注意会阴部伤口敷料是否渗湿。保持引流管通畅,记录引流液性状和量。拔除引流管后,每天 2 次用 1:5000 的高锰酸钾溶液帮助患者进行坐浴。

(5) 留置导尿管照护:参考第 4 章相关内容。

(三) 健康指导

(1) 积极预防和治疗结直肠癌的癌前期病变,如结直肠息肉、腺瘤、溃疡性结肠炎等;避免高脂肪、低纤维饮食;预防和治疗血吸虫病。逐步养成定时排便的习惯,注意饮食卫生,少吃纤维素类食品或生冷、油腻的食物。

(2) 指导患者做好结肠造口的照护,参加适量活动,保持心情舒畅。患者出院后可加入造口患者协会,学习交流彼此的经验和体会,学习新的控制排便方式,获得自信心。

(3) 帮助患者正视并参与造口的照护,要多解释和鼓励,并帮助和指导患者做好人工肛门照护,出院后可每周扩张造口 2~3 次,坚持扩肛 3~6 个月。若发现造口狭窄、排便困难应及时到医院检查、处理。3 个月内避免腹内压增高的活动。

(4) 定期随访,一般 3~6 个月复查一次。患者有消瘦、骶骨部疼痛、会阴部硬块等,应及时到医院就诊。

技能要求

结肠造口(人工肛门)照护(参考第 4 章相关内容)

学习单元 6　胆囊炎、胆石症患者的照护

工作任务

患者,女性,42 岁,进食油腻食物后出现右上腹疼痛,向右肩背部放射,B 超显示:胆囊壁增厚,囊腔内查见强回声团。诊断为"胆石性胆囊炎"入院,如果你是照护员,应为患者做好哪些照护?

学习目标

1. 了解胆囊炎、胆石症的定义。

2. 熟悉胆囊炎、胆石症的主要临床特点。

3. 掌握胆囊炎、胆石症患者照护措施。

4. 能对胆囊炎、胆石症患者在饮食、带 T 管等方面进行健康宣教。

知识要求

(一) 胆囊炎、胆石症的相关知识

1. 定义　慢性胆囊炎是胆囊持续、反复发作的炎症过程,超 90%的患者有胆囊结石;急性胆囊炎以慢性胆囊炎急性发作多见;胆石症包括胆囊和胆管内的结石,是胆道系统常见病和多发病。

2. 临床表现　慢性胆囊炎患者的症状常不典型,多数患者有胆绞痛病史,并有上腹部饱胀不适,厌油腻饮食和嗳气等消化不良的症状,也可有右上腹和肩背部的隐痛。急性胆囊炎常在饱餐、进食油腻食物或夜间发作,表现为右上腹阵发性绞痛或胀痛,可放射至右肩背部,发作时常伴恶心、呕吐、厌食、便秘等消化道症状,可伴发热。单纯胆囊结石常无临床症状或仅有上腹隐痛,当结石嵌顿时可出现胆绞痛、发热、黄疸。

3. 心理状态　患者常因腹部疼痛、害怕手术、担心预后而产生紧张、焦虑、恐惧情绪。

(二) 胆囊炎、胆石症患者的照护

1. 心理照护　胆囊炎、胆石症患者因右上腹疼痛、害怕手术、担心预后,可出现紧张、焦虑、恐惧情绪。陪护员配合医护人员要耐心帮助患者,消除思想顾虑,以便更好地配合诊疗和照护。

2. 术前照护

(1) 病情观察:观察生命体征,疼痛的部位、性质、发作时间和诱因,若患者出现寒战、高热、腹痛加剧、黄疸,立即报告医护人员。

(2) 饮食:急性胆囊炎、胆石症患者应禁食、禁饮,做好静脉输液照护;待腹痛缓解或无急性发作,方可遵医嘱进低脂饮食,以免诱发急性发作。

(3) 皮肤照护:帮助患者修剪指甲,不用手抓挠皮肤,保持皮肤清洁,用肥皂水清洗脐部。

3. 术后照护

(1) 体位:患者麻醉清醒,血压平稳后,协助患者取半卧位或舒适体位。

(2) 病情观察:严密观察生命体征、腹部症状及引流液情况,若患者出现发热、腹胀、腹痛或腹腔引流液呈黄绿色,应及时汇报医护人员。

(3) 饮食和营养:术后禁食,做好静脉输液照护,观察滴速及通畅情况。开始进食后,遵医嘱予以无脂流质、半流质饮食,逐渐过渡至低脂普食。

(4) 胃肠减压管、T 字管和腹腔引流管:妥善固定,防止脱出;保持引流通畅,防止受压、扭曲、折叠。

(5) 观察伤口敷料有无渗血、渗液、脱落,有异常情况及时报告医护人员。

(6) 保持吸氧管通畅,不随意调节吸氧流量;鼓励患者深呼吸及有效咳嗽;腹腔镜手术后可出现不同程度腰背部、肩部不适或疼痛,一般无需特殊处理,可自行缓解。

(7) 并发症的观察:观察腹痛、腹胀、持续发热及引流管引流液等情况,发现异常及时报告医护人员。

（三）健康指导

（1）合理饮食：进食低脂、高维生素、富含膳食纤维饮食；少吃含脂肪多的食品，如花生、核桃、芝麻等。

（2）告知患者胆囊切除后可出现消化不良、腹泻，但短期内会缓解；出院后如出现黄疸、陶土样大便等，应及时到医院检查。

（3）带 T 管出院的患者应穿宽松柔软的衣服，以防管道受压；淋浴时，可用塑料薄膜覆盖引流处，以防感染；避免过度活动和提举重物，发现引流异常或管道脱出，及时就诊。

第 3 节　神经外科常见疾病

学习单元　颅脑损伤患者的照护

工作任务

急诊室来了一位头部外伤 10h 的男性患者。经检查后，医疗诊断：硬脑膜外血肿。治疗：立即手术清除血肿。如果你是照护员，应为患者做好哪些照护？

学习目标

1. 了解颅脑疾病的分类。

2. 熟悉颅脑损伤的主要临床特点。

3. 掌握颅脑损伤患者一般照护措施。

4. 能对颅脑损伤患者在康复训练、安全意识等方面进行健康宣教。

知识要求

（一）颅脑损伤的相关知识

1. 分类　颅脑损伤可分为头皮损伤、颅骨损伤和脑损伤。颅内压增高是许多疾病（颅脑损伤、颅内肿瘤、脑血管疾病等）引起的一种常见的临床综合征，持续颅内压增高可导致脑疝，可引起患者死亡。

2. 临床表现

（1）颅内压增高：表现为头痛、呕吐、视神经乳头水肿，称为颅内压增高"三主征"，其他还有意识障碍、生命体征紊乱、脑疝等。

（2）颅脑损伤。

① 颅底骨折：可有脑脊液鼻漏或耳漏，"熊猫眼"征等表现。

② 脑损伤：a. 脑震荡：伤后立即出现的短暂意识障碍（在 30min 内），逆行性遗忘，神经系统检查无阳性体征等。b. 脑挫裂伤：表现为伤后立即出现意识障碍（超过30min）及生命体征紊乱等。c. 颅内血肿：有意识障碍、颅内压增高等表现。

3. 心理状态　患者常因头部损伤而表现焦虑、恐惧等心理反应，对伤后的恢复缺乏信心。

（二）颅脑损伤患者的照护

1. 一般照护

（1）休息与体位：绝对卧床休息，保持病室安静。抬高床头 15°～30°的斜坡位。昏迷者侧卧位，以免呕吐物误吸。

（2）给氧照护：保持吸氧管道通畅，不能随意调节氧流量。

（3）饮食与补液照护：神志清醒者，遵医嘱低盐普食；输液者，保持输液通畅，输液速度不宜过快，输液速度每分钟 15～20 滴；若输甘露醇液体要快速输入，同时观察尿量等变化，协助医护人员记录 24h 尿量。

（4）观察体温变化：一般体温达到 38℃，遵医嘱协助医护人员可应用头部物理降温，达到 38.5℃以上协助医护人员给予全身降温。

（5）做好生活方面照护：保持口腔清洁，做好口腔照护；保持会阴部、臀部的清洁、干燥，以防褥疮的发生；定时翻身、拍背，清醒者鼓励深呼吸、有效咳嗽，防止肺部并发症的发生；昏迷者眼分泌物增多时，应定时清洗；眼睑不能闭合者涂以眼膏或用眼罩以防暴露性角膜炎；注意安全，防止损伤。

（6）保持大便通畅：多吃蔬菜和水果或遵医嘱给缓泻剂以防止便秘。对已有便秘者，给予开塞露，必要时戴手套掏出粪块。

（7）躁动的照护：寻找原因并及时报告；禁忌强制约束，加床档，防止坠床等意外伤害。

（8）呕吐的照护：一旦发生呕吐及时侧卧或偏向一侧，及时报告医护人员，记录呕吐物的量和性状。

2. 病情观察　协助医护人员密切观察患者意识、生命体征、肢体活动和癫痫发作情况。

3. 脑脊液漏的照护

（1）取头高位：床头抬高 15°～30°，维持到脑脊液漏停止后 5～7 天。

（2）保持外耳道、鼻腔、口腔清洁：及时用盐水、乙醇棉签清除外耳道、鼻前庭的血迹、污垢，并于鼻孔前或外耳道口松松地放置干棉球，随湿随换，24h 计算棉球数。

（3）禁止耳鼻滴药、冲洗和堵塞等。

（4）避免用力咳嗽、打喷嚏、擤鼻涕及用力排便，以免导致气颅或脑脊液逆流。

（5）观察和记录脑脊液流出量。

4. 手术前后照护（见患者陪护员基础知识第二部分第 5 章相关内容）

（三）健康指导

1. 心理指导　颅脑疾病后,患者及家属均对脑功能的康复有一定的忧虑,担心影响今后的生活和工作,鼓励和指导患者尽早自理生活,树立患者信心。

2. 康复训练　颅脑疾病手术后,可能遗留语言、运动或智力障碍,伤后1～2年内仍有恢复的可能,协助医护人员对患者进行语言、记忆力等方面的训练。

3. 加强安全意识教育　遵守交通规则,防止意外创伤;外伤性癫痫患者,应按时服药,不可单独外出、登高、游泳等,防止意外伤害。

第 4 节　胸外科常见疾病

学习单元 1　食管癌患者的照护

工作任务

患者,男性,58 岁,进行性吞咽困难 2 个月,食管镜检查示：食管中段癌。以"食管癌"入院,如果你是照护员,应为患者做好哪些照护?

学习目标

1. 熟悉食管癌的主要临床特点。
2. 掌握食管癌患者照护措施。
3. 能对食管癌患者在饮食、运动等方面进行健康宣教。

知识要求

（一）食管癌的相关知识

食管癌是临床上常见的一种消化道癌肿,以中胸段食管癌最多。

1. 临床表现　早期常无明显症状,在吞咽粗硬食物时可有哽噎感,胸骨后烧灼样、针刺样或牵拉摩擦样痛,食物通过缓慢,有停滞感或异物感,中晚期主要表现为进行性吞咽困难,先是难咽干硬食物,继而只能进半流质、流质食物,最后滴水难进,患者逐渐消瘦、贫血、无力及营养不良。

2. 心理状态　患者常因逐渐加重的吞咽困难、日渐减轻的体重感到焦虑不安,对复杂而痛苦的治疗（手术、放疗、化疗）及不确定的疾病预后,表现出焦虑、恐惧、悲观情绪。

（二）食管癌患者的照护

1. 心理照护　患者常因逐渐加重的吞咽困难、日渐减轻的体重及对预后的不确定和复杂的治疗过程而出现焦虑、恐惧情绪。陪护人员要耐心帮助患者,强调手术效果,增强患者战胜疾病的信心。

2. 术前照护

(1)营养支持:鼓励患者进食高热量、高蛋白、丰富维生素的半流质或水分较多的软食,如患者进食时,感食管黏膜有刺痛,可给予清淡无刺激的食物,告知患者不可进食较大、较硬的食物。术前禁食 12h,禁饮 4h。

(2)吸烟者劝其严格戒烟,配合医护人员训练患者有效咳嗽、腹式深呼吸和床上大小便。

3. 术后照护

(1)体位:患者麻醉清醒,血压平稳后,取半卧位。

(2)病情观察:严密观察生命体征变化,观察并记录胃肠减压和胸腔引流液的量和性质,若短期内引流出大量鲜血或血性液体,应立即汇报医护人员,记录 24h 液体出入量。

(3)饮食与营养:术后禁食,做好静脉输液照护,观察滴速及通畅情况,不随意调节输液滴速;停胃肠减压后,遵医嘱试饮少量水,术后 5～6 天遵医嘱可给全清流质饮食,逐渐加入半流质饮食,术后 2 周后改为软食,术后 3 周患者如无特殊不适可进普食,但仍应注意少食多餐、细嚼慢咽,进食不宜过多、过快,避免进食生、冷、硬食物,进食后 2h 内勿平卧,睡眠时将床头抬高。

(4)胃肠减压和胸腔引流管:妥善固定引流管,防止脱出;保持引流通畅,防止受压、扭曲等。胃肠减压及禁食期间保持口腔清洁。

(5)伤口观察:观察伤口敷料有无渗血、渗液、脱落,有异常情况报告医护人员。

(6)呼吸道照护:密切观察有无呼吸困难,发绀等缺氧征兆;术后第 1 天开始每 1～2h 鼓励患者深呼吸、吹气球、有效咳嗽,咳嗽时帮助患者固定伤口。

(三)健康指导

(1)饮食原则是循序渐进,由稀到干,少食多餐。避免进食刺激食物与碳酸饮料,避免进食过快、过量;质硬的药法碾碎后服用,避免进食花生、豆尖等,以免导致吻合口瘘。

(2)活动与休息术后早期不宜蹲位大小便,以免引起体位性低血压或发生意外,保证充足睡眠,劳逸结合,逐渐增加活动量。

(3)加强自我观察,若术后 3～4 周再次出现吞咽困难,可能为吻合口狭窄,应立即返院就诊。

(4)定期复查,坚持后续治疗(如放、化疗等)。

学习单元 2　肺癌患者的照护

工作任务

患者,男性,55 岁,胸闷、咳嗽、痰中带血 3 余月,胸部 CT 显示:右肺门旁 1.5cm× 2cm 块状阴影,同侧肺门淋巴结肿大,以"中央型肺癌"入院。如果你是照护员,应为患者做好哪些照护?

学习目标

1. 了解肺癌的定义。
2. 熟悉肺癌的主要临床特点。
3. 掌握肺癌患者照护措施。
4. 能对肺癌患者在避免感染等方面进行健康宣教。

知识要求

(一) 肺癌的相关知识

1. 定义　肺癌是发生肺部的恶性肿瘤,多数起源于支气管黏膜上皮,因此也称为支气管肺癌。

2. 临床表现　早期多无明显表现,癌肿增大后出现咳嗽、血痰(多为痰中带血或断续地少量咯血)、胸痛、胸闷、发热,晚期除发热、体重减轻、食欲减退、倦怠及乏力外还可出现转移症象。

3. 心理状态　患者面对恶性肿瘤对生命的威胁,不确定的疾病预后,各种复杂而痛苦的治疗(手术、放疗、化疗等)等问题,容易产生焦虑、恐惧、悲观等心理反应。

(二) 肺癌患者的照护

1. 心理照护　肺癌患者因担心疾病的预后、害怕各种复杂而痛苦的治疗,可出现焦虑、恐惧、悲观情绪。陪护人员要耐心帮助患者,消除其思想顾虑,以便更好地配合诊疗和照护。

2. 术前照护

(1) 戒烟:指导并劝告患者停止吸烟。

(2) 保持口腔清洁,做雾化时,协助患者取半卧位或坐位。

(3) 配合医护人员训练患者腹式深呼吸、有效咳嗽和床上大小便。

(4) 给予高热量、高蛋白、丰富维生素的饮食。术前禁食 12h,禁饮 4h。

3. 术后照护

(1) 体位:患者麻醉清醒、血压平稳后,取半卧位。避免采用头低足高仰卧位,以免妨碍通气。一侧全肺切除患者要避免完全侧卧,可采取 1/4 侧卧位。

(2) 病情观察:严密观察生命体征,尤其应注意患者是否出现呼吸困难、不能平卧、发绀、咳粉红色泡沫痰等。观察和记录胸腔引流液的量和性质,若短期内引流出大量鲜血或血性液体,立即汇报医护人员,记录 24h 出入量。

(3) 饮食:做好静脉输液照护,观察滴速及通畅情况,不随意调节输液滴速。可进食后,遵医嘱给予患者易消化的高蛋白、高热量和高维生素的食物。

(4) 胸腔引流管(见图 11-2):妥善固定引流管,防止脱出;保持引流通畅,防止受压、扭曲等。引流瓶应低于胸壁引流口平面 60～100cm。

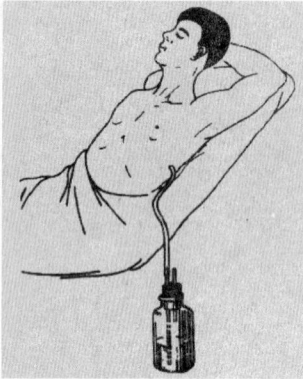

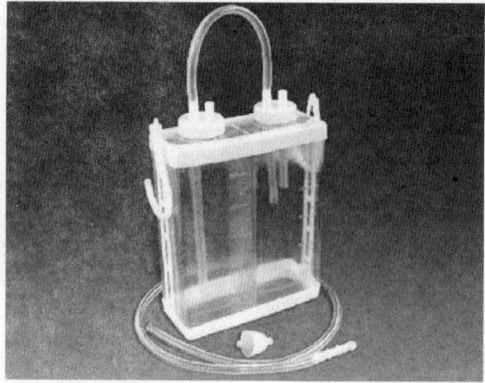

图 11-2 胸腔引流管

（5）观察伤口：伤口敷料有无渗血、渗液、脱落，有异常情况报告医护人员。

（6）维持呼吸通畅：保持吸氧管通畅，不扭曲、折叠，不随意调节吸氧流量；发现气促、发绀及时汇报医护人员；患者清醒后即协助医护人员指导患者深呼吸及有效咳嗽。患者咳嗽时，协助固定胸部伤口；保持口腔清洁，做雾化吸入时协助取半卧位或坐位。

（7）活动与休息：术后第 1 天，生命体征平稳后，可协助患者床上坐起或床旁站立移步；术后第 2 天起，可扶持患者在病室内行走 3～5min，以后视患者情况逐渐增加活动量，活动期间应妥善保护患者的引流管，站立时引流瓶应低于膝关节，出现头晕、气促、心悸等症状时应立即停止活动。一般术后 3 天内，避免蹲便，以防出现体位性低血压，应协助患者床上使用便器或坐位排便。

（三）健康指导

（1）戒烟，坚持腹式深呼吸和有效咳嗽。

（2）每日保证充分的休息和活动，出院后半年内不得从事体力活动。

（3）保持良好的口腔卫生，避免呼吸道感染；放、化疗期间不得出入公共场所，以减少感染机会；放疗期间应注意保护皮肤；加强营养，定期返院复查。

（4）若有伤口疼痛、剧烈咳嗽、咯血及进行性倦怠应立即返院复诊。

技能要求

各种引流管照护

（脑室引流管、胸腔闭式引流管、"T"形管、腹腔引流管、各种切口引流管、膀胱造瘘管等）

（一）操作前准备

1. 环境准备　环境清洁明亮，温湿度适宜。

2. 陪护员准备　工作服干净整洁，清洗双手，必要时戴口罩。

3. 物品准备　一次性手套，必要时备别针等。

（二）操作步骤

步骤 1　解释沟通

步骤 2　各引流管照护

（1）脑室引流管照护：平卧或摇高床头 15°～30°→正确放置脑室引流瓶高于脑平面 10～15cm，适当限制患者头部活动。

（2）胸腔闭式引流管：患者取半卧位→正确放置引流瓶低于胸腔 60～100cm 或站立或活动时低于膝关节。

（3）T 形管：患者取平卧或半卧位→正确放置 T 形管卧位时低于腋中线或站立或活动时低于腹部引流口平面。

（4）各种切口引流管：平卧及站立或活动时均低于切口平面。

（5）腹腔引流管（膀胱造瘘管）：患者取半卧位或平卧位或正确放置腹腔引流管，卧位时低于腋中线→站立或活动时低于腹部引流口平面。

（6）导尿管：男患者导尿管可从大腿上过，女患者导尿管从大腿下过→平卧或站立时集尿袋不高于尿道口→能正确弃去集尿袋中的尿液。

步骤 3　整理用物

（三）注意事项

（1）保持各引流管引流通畅，不扭曲、折叠、受压及脱出，必要时可用别针固定。

（2）观察引流液的量及颜色、性状，如引流液的量突然增多，颜色加深或引流出大量鲜红色液体或突然无液体引流出，应立即汇报给医护人员。

（3）保持引流管与引流装置连接处的紧密，如脱开不可自行接上。

（4）脑室引流管的位置不可随意移动，患者改变体位后及时请医护人员调整引流瓶的位置。

（5）胸腔闭式引流管要观察引流瓶内水柱是否有波动，如引流液突然减少、水柱无波动或波动较弱、波动过大需立即汇报给医护人员，一旦脱开应立即捏闭引流管，同时呼叫医护人员。

第 5 节　泌尿外科常见疾病

学习单元 1　尿石症患者的照护

📋 工作任务

患者，男性，25 岁。驾车返城时突感右腰部绞痛不适，并向同侧下腹部及大腿根部放射，即刻来院。伴有恶心，呕吐，面色苍白，出冷汗。经检查诊断为右肾结石。如果你是照护员，应如何对患者进行饮食方面的指导？

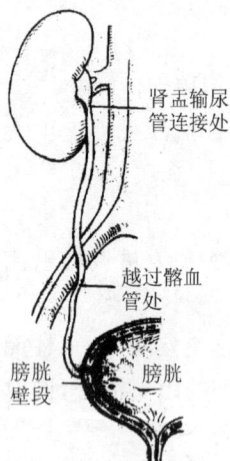

学习目标

1. 了解尿石症的相关定义。
2. 熟悉尿石症的主要临床特点。
3. 掌握尿石症患者照护措施。
4. 能对尿石症患者在饮食、运动等方面进行健康宣教。

知识要求

（一）尿石症的相关知识

1. 定义　泌尿系统结石是肾、输尿管、膀胱及尿道等部位结石的统称，又被称为尿路结石或尿石症，是泌尿系统的常见疾病之一。尿路结石分为上尿路结石和下尿路结石。上尿路结石指肾和输尿管结石，下尿路结石指膀胱和尿道结石（见图 11 - 3 和图 11 - 4）。

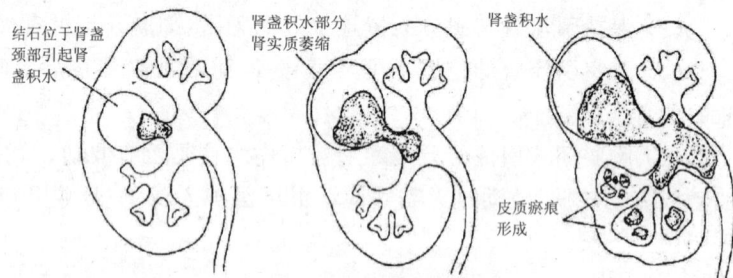

图 11 - 3　输尿管生理狭窄图

图 11 - 4　鹿角形结石的形成

2. 临床表现

（1）肾和输尿管结石：主要症状是疼痛和血尿。大部分患者出现腰痛或腹部疼痛。较小的结石，可出现肾绞痛阵发性发作。常在剧痛后出现镜下血尿或肉眼血尿。

（2）膀胱结石：典型症状排尿突然中断，改变体位后又能继续排尿或重复出现尿流中断。

（3）尿道结石：主要症状有尿痛和排尿困难，有时出现血尿。

3. 心理状态　患者如出现肾绞痛反复发作或面临手术，出现痛苦、忧虑，甚至悲观。

（二）尿石症患者的照护

1. 一般照护

（1）饮食饮水与营养：结石患者应低钠、低脂、低糖饮食，注意动物蛋白质、谷类、蔬菜、纤维素搭配食用。根据结石的成分,适当调节饮食,如草酸盐结石者宜少食胡萝卜、芹菜、西红柿、竹笋、菠菜、橘子汁、菠萝、草莓、土豆、花生、浓茶、咖啡、巧克力等,磷酸盐结石者宜低磷低钙饮食,少食奶、蛋、肉、鱼等,尿酸盐结石者禁食动物内脏,少吃肉类,不宜饮酒。养成多饮水的习惯,成年人每天饮水 2000mL 以上,夏季或活动后可适当增加饮水量,睡前和夜间也应适量饮水,一般以尿液呈淡黄色或无色为准。

（2）休息与活动:适当体育锻炼、运动或增加体力活动可促进结石排出,如跳跃、体位拍击等。长期卧床患者应协助其进行床上肢体活动、勤翻身,以减少骨质脱钙,避免尿路结石形成。

（3）解痉止痛:肾绞痛发作时患者宜适当休息;观察止痛药止痛效果。

2.病情观察　观察血尿程度变化,收集排出尿液并观察尿液中有否结石排出,发现异常及时报告医护人员处理。

3.体外冲击波碎石（ESWL）照护

（1）治疗前照护:协助医护人员做好患者出凝血时间、凝血酶原时间及血、尿常规检查、肝肾功能、心电图及胸透或胸片检查等。治疗前 3 天避免进食易产气食物,治疗前 1 天晚上根据医嘱,协助医护人员正确按时给患者服用缓泻剂或灌肠,治疗日早晨禁食,若下午碎石,则当日中午禁食。碎石当天陪患者行 X 检查。

（2）治疗后照护　鼓励患者多饮水,保证每日尿量在 2000mL 以上。适当增加活动帮助排石。收集排出尿液滤过,观察排石情况。密切观察病情,发现异常及时报告医护人员处理。

4.手术治疗照护

（1）术前照护（参考患者陪护员基础知识第二部分第 5 章相关内容）。

（2）术后照护。

①体位:遵医嘱,一般术后 48h 内可取半卧位,作一侧肾切除术后应卧床休息 2～3 天,肾盂切开取石术后应卧床休息 3～5 天,如无异常,才可下床活动;肾部分切除术及肾实质切开取石术后应卧床 14 天以上,以防止继发性出血和肾下垂。

② 观察生命体征及尿液排出情况,若发现少尿或无尿,应立即通知医护人员。

③ 鼓励其有效咳嗽排痰,保持呼吸道通畅,防止肺部感染或肺不张等并发症的发生。

④ 维持各种管道通畅。

⑤ 根据医嘱,协助医护人员管理患者饮食,鼓励患者多饮水。

5.心理照护　多关心患者、多与患者交谈,消除其紧张、焦虑及恐惧心理。如 ESWL 治疗患者,告知其治疗中不可随意移动体位,治疗后有一过性血尿、肾绞痛等出现,一般是排石引起的,可自然消失,不必过分担心。

（三）健康指导

（1）宣传结石患者的饮食、饮水及营养知识,加强预防意识。

（2）嘱咐按医嘱定期复查。

（3）嘱咐肾实质切开取石、肾部分切除术患者出院后 3 个月内不能参加体力劳动和剧烈的运动,防止继发性出血。

学习单元 2　前列腺增生患者的照护

工作任务

患者,男性,65 岁。赴酒宴后完全不能排尿,下腹极度胀满 4h 紧急入院。诊断"前列腺增生"、急性尿潴留。紧急处理：留置导尿,引流出尿液约 800mL。治疗方案：拟完善术前准备后择期作经尿道前列腺电切术。如果你是照护员,应如何对患者进行照护?

学习目标

1. 熟悉前列腺增生的主要临床特点。

2. 掌握前列腺增生患者照护措施。

3. 能对前列腺增生患者在预防急性尿潴留等方面进行健康宣教。

知识要求

(一) 前列腺增生疾病的相关知识

前列腺增生全称为良性前列腺增生,是老年男性引起排尿困难的最常见病因。前列腺增生在成人即出现,但产生症状的年龄大多在 50 岁以后,且随着年龄增长其发病率也不断升高。

1. 临床表现

(1) 尿频：尿频是最初出现的症状,夜间较显著。

(2) 排尿困难：进行性排尿困难是前列腺增生症最重要的症状。

(3) 尿潴留及尿失禁：梗阻加重达到一定程度,排尿时不能排尽膀胱内全部尿液,逐渐发生尿潴留,并可出现充盈性或充溢性尿失禁。

(4) 其他症状：前列腺增生合并感染时,可出现尿频、尿急、尿痛等膀胱刺激症状。晚期可出现肾积水和肾功能不全表现。

2. 心理状态　患者对病情、手术的危险性及术后并发症产生的紧张、焦虑、恐惧的情绪。

(二) 前列腺增生患者的照护

1. 非手术治疗照护

(1) 一般照护：根据医嘱进行饮食管理,嘱患者进食富营养易消化、含粗纤维的食物,以防便秘;忌饮酒及辛辣食物;鼓励患者白天多饮水,勤排尿。生活规律,保证充足睡眠,天气寒冷时注意保暖,避免劳累、情绪激动、久坐或长时间骑车等,防止引起急性尿潴留。

(2) 心理照护：多与患者交流,耐心地听患者倾诉,减轻患者紧张、焦虑症状。

2. 手术前照护　参照患者陪护员基础知识第二部分第 5 章相关内容外,强调以下几点：

（1）前列腺增生患者多年事已高,往往合并心、肺、肝、肾等脏器功能的损害,术前进行全面仔细检查及相应治疗,陪护员积极协助其配合各项检查。

（2）预防感冒,做深呼吸,有效咳嗽排痰练习。

（3）训练床上大小便,预防术后便秘发生。

（4）急性尿潴留留置导尿,保持管道通畅、鼓励多饮水。

3. 术后照护

（1）一般照护:①根据医嘱,协助医护人员安置患者体位:手术后第 1 天取平卧位,减少活动防止出血,第 2 天改半卧位。②鼓励患者做深呼吸、有效咳嗽,给予雾化吸入,减少肺部并发症。③卧床期间给予下肢肌肉按摩,防止下肢静脉血栓形成;拔管后可下床活动,活动应循序渐进,活动时必须陪护员陪护,防止意外。④饮食管理:手术后禁食、禁水,肛门排气后根据医嘱可进流质饮食,逐步过渡到半流质、普食;多饮水以增加尿量,多食纤维素以防便秘。⑤加强做好基础照护及生活照护,尽量满足患者需要等。

（2）观察病情:观察生命体征及意识状态,观察引流液或膀胱冲洗液的颜色与量,记录 24h 引流液量,发现异常及时报告医护人员。

（3）引流管照护:各种引流管妥善固定,保持通畅,翻身时,注意引流管有无移位和脱落,确保各管不扭曲、不折叠,并定期挤压引流管,防止堵塞等。

（4）尿失禁的照护:拔除导尿管后患者常出现尿频、尿急、轻度尿失禁,多为暂时性,嘱患者做盆底肌肉收缩训练:放松腹部和大腿肌肉,收紧肛门 2～3s,放松片刻再收紧如此反复,每天数次,每次 20～30min;嘱患者尽量忍耐以增加膀胱容量,一般 1～4 周可恢复。

（三）健康指导

（1）嘱咐患者平时避免受凉、劳累、饮酒、便秘等,以防急性尿潴留。

（2）嘱咐患者术后 1～3 月内应避免剧烈活动,如快速上下楼梯、登山、跑步、骑自行车、性生活等。

（3）术后前列腺窝的修复需 3～6 个月,因此术后可能仍会有排尿异常的现象。嘱咐患者白天应多饮水,每天保持尿量在 2000mL 以上。嘱咐患者经常有意识地锻炼提肛肌,以加强尿道括约肌功能。有明显的血尿等严重症状并持续时,速来医院就诊。

第 6 节　运动系统常见疾病

学习单元 1　骨折患者的照护

📋 **工作任务**

患者,女性,60 岁,家务时跌倒,左手手掌撑地后手腕部剧烈疼痛,不能活动,X 线显示：桡骨远端向背侧和桡侧移位。以"桡骨远端骨折"入院，如果你是照护员，应为患者做好哪些照护？

学习目标

1. 了解骨折的定义。
2. 熟悉骨折的主要临床特点。
3. 掌握骨折患者照护措施。
4. 能对骨折患者在运动、康复锻炼等方面进行健康宣教。

知识要求

（一）骨折的相关知识

1. 定义　骨折是指骨的完整性和连续性中断。

2. 临床表现　大多数骨折只会引起局部症状，出现骨折和合并伤处疼痛，移动患肢时疼痛加剧，伴明显压痛，患肢肿胀、瘀斑、功能障碍，并出现骨折特有体征：畸形，反常活动，骨摩擦音或骨摩擦感，严重骨折和多发性骨折可出现休克，重要内脏器官损伤等全身症状。

3. 心理状态　患者常因意外发病、剧烈疼痛，担心骨折后可能遗留残疾，表现为异常痛苦，常产生不同程度的紧张、焦虑和恐惧情绪。

（二）骨折患者照护

1. 心理照护　患者因意外发病，担心骨折后可能遗留残疾，可出现紧张、焦虑、恐惧情绪，陪护人员要耐心帮助患者，消除心理负担，在医护人员指导下积极功能锻炼，以取得良好的治疗效果。

2. 非手术治疗照护/术前照护

（1）疼痛照护：严禁粗暴搬动骨折部位，鼓励患者听音乐或看电视以分散患者的注意力，也可用局部冷敷或抬高患肢来缓解疼痛。

（2）饮食：鼓励患者进高蛋白、高热量、高维生素、高钙和高铁食物，多饮水。多晒太阳以增加钙、磷的吸收，促进骨折愈合。

（3）生活指导：帮助患者在患肢固定制动期间进行力所能及的活动，加强功能锻炼，为其提供必要的帮助，如协助进食、饮水、洗澡、翻身等；石膏固定及牵引外固定患者多需长时间卧床，要保持床单位清洁、干燥，定时翻身，避免拉、拖等动作，以免损伤皮肤。

（4）病情观察：观察生命体征、神志、创口敷料的渗血情况及患肢远端感觉、运动和末梢血液循环的变化。长期卧床者还需关注有无发热、咳嗽、便秘、下肢深静脉血栓等。

（5）牵引外固定的照护：皮牵引时要观察胶布绷带、海绵有无松脱，胶布边缘皮肤有无水疱或皮炎。牵引重锤保持悬空，不可随意增减或移去牵引重量，不可随意放松牵引绳。颅骨牵引（见图 11-5）时抬高床头，下肢牵引时抬高床尾。

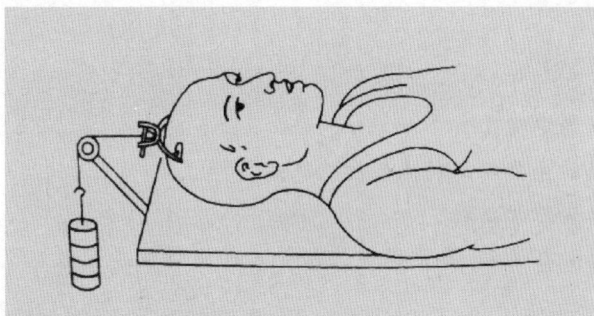

图 11-5　颅骨牵引

　　（6）石膏固定的照护：石膏一般自然风干，烘干或热风机吹干时温度不宜过高，且应经常移动仪器位置，避免灼伤；搬运及翻身时用手掌平托固定区的肢体，维持石膏固定的位置直至石膏完全干固，固定术后 8h 内患者勿翻身，8～10h 后协助翻身，寒冷季节注意保暖，未干固的石膏需盖毛毯时应用支架托起，石膏干固后保持石膏清洁、干燥。行躯体石膏固定的患者嘱其少量多餐，避免过快过饱及进食产气多的食物。

　　3.术后照护

　　（1）体位：保持患肢功能位，勿粗暴搬动骨折部位，石膏固定及牵引固定者参照非手术治疗照护。

　　（2）饮食：参照非手术治疗照护。

　　（3）病情观察：参照非手术治疗照护。

　　（4）生活照护：参照非手术治疗照护。

　　（5）并发症的观察：观察石膏固定或牵引固定肢体的末梢血液循环，骨突部位皮肤是否完整，切口渗血、渗液、发热、咳嗽、便秘及躯体石膏固定的患者有无反复呕吐、腹痛甚至呼吸困难、面色苍白、发绀、血压下降等，如有异常应及时汇报医护人员。

　　（三）健康指导

　　（1）安全指导：妥善安置可能影响患者活动的障碍物，如小块地毯、散放的家具等；指导患者安全使用步行辅助器及轮椅；行走练习时需要有人陪伴。

　　（2）功能锻炼：告知患者出院后需继续功能锻炼。

　　（3）告知患者需定期返院检查：如出现骨折远端肢体肿胀或疼痛明显加重，肢体感觉麻木、发凉，夹板、石膏或外固定器松动等，应立即返院复诊。

　　（4）加强营养，多晒太阳，促进骨折愈合。

学习单元 2　颈椎疾病患者的照护

工作任务

　　患者，男性，63 岁，有颈椎病史，近来反复眩晕发作，伴发作性头部涨痛，四肢麻木，软弱无力。以"颈椎病"入院，如果你是照护者，应为患者做好哪些照护？

🎯 学习目标

1. 了解颈椎病的定义。
2. 熟悉颈椎病的主要临床特点。
3. 掌握颈椎患者照护措施。
4. 能对颈椎患者在运动、日常保健方法等方面进行健康宣教。

📚 知识要求

（一）颈椎疾病的相关知识

1. 定义　颈椎病是指因颈椎间盘退变及其继发性改变,刺激或压迫相邻脊髓、神经、血管等组织并引起相应的症状和体征。

2. 临床表现　不同类型的颈椎病,其临床表现各异。

（1）神经根型颈椎病:表现为颈部疼痛及僵硬,手指活动不灵活及皮肤麻木、过敏等。

（2）脊髓型颈椎病:是各型颈椎病中症状最严重的类型,表现为手麻、运动不灵活、手握力减退、下肢无力、步态不稳、踩棉花样感觉,后期可出现大小便功能障碍。

（3）椎动脉型颈椎病:以眩晕为最常见,常伴复视、耳鸣、耳聋、恶心呕吐、发作性头痛;猝倒为本型所特有,表现为四肢麻木、软弱无力而跌倒,倒地后再站起来可继续正常活动。

（4）交感神经型颈椎病:表现为偏头痛、视物模糊、眼球胀痛、耳鸣、听力下降、血压升高或畏光、流泪、头晕、眼花、血压下降等。

3. 心理状态　患者常因治疗周期长,担心手术及预后,易出现焦虑、恐惧等不良情绪。

（二）颈椎患者的照护

1. 心理照护　向患者告知其治疗周期较长,术后恢复可能需要数周甚至更长时间,让患者做好充分思想准备,对患者焦虑的心情表示理解,亲人多予以关怀和鼓励,使其充满信心地接受手术。

2. 术前准备

（1）呼吸功能锻炼:术前1周戒烟,配合医护人员指导患者练习深呼吸、吹气球等训练。

（2）俯卧位训练:后路手术患者,配合医护人员训练患者俯卧位。

3. 安全照护　患者存在四肢无力时,应防烫伤和跌倒,避免患者头部过快转动或屈曲,以防猝倒。

4. 术后照护

（1）密切观察生命体征　尤其是呼吸,一旦出现呼吸困难、张口呼吸、应答迟缓、口唇发绀等应立即通知医护人员。

（2）体位照护：患者取平卧位，颈部稍前屈，置沙袋于两侧颈肩部以固定头部，搬动或翻身时，保持头、颈和躯干在同一平面，下床活动时，需用颈托或支架固定颈部。

（3）并发症的观察：观察生命体征、伤口敷料、引流液、发音、四肢感觉及大小便功能，发现异常应立即汇报医护人员。不随意移走床旁备的气切包和吸引装置，以备急救。

5. 功能训练　指导患者进行功能锻炼，由床上运动逐渐改为坐位、下床活动，以肌力训练为主：上肢以手拿抓为主，下肢可进行直腿抬高、伸屈活动。

（三）健康指导

1. 纠正不良姿势　日常活动、工作时注意保持头颈平直，长期伏案工作者，宜定期活动。

2. 保持良好睡眠体位　理想的睡眠体位应是头颈部自然仰伸，胸、腰部保持自然曲度，双髋双膝略屈曲。俯卧位是不科学的。

3. 选择合适的枕头　选择透气性好，长度一般超肩宽 10～16cm，高度以头颈部压下后一拳头高为宜。

4. 避免外伤，加强功能锻炼

学习单元 3　腰椎间盘突出症患者的照护

工作任务

患者，刘某，女，45 岁，3 年前出现腰痛，伴双侧下肢乏力、麻木，近 10 天症状加剧，行走困难，跛行 10 米就需休息，行中药、牵引等治疗，症状未见改善。CT 及 MRI 显示：$L_{4\sim5}$ 椎间盘向正后侧脱出，压迫硬脊膜和脊髓。医学诊断：$L_{4\sim5}$ 椎间盘突出症。如果你是照护员，应为患者做好哪些照护？

学习目标

1. 了解腰椎间盘突出症的定义。

2. 熟悉腰椎间盘突出症的主要临床特点。

3. 掌握腰椎间盘突出症患者照护措施。

4. 能对腰椎间盘突出症患者在运动和日常保健方法等方面进行健康宣教。

知识要求

（一）腰椎间盘突出症的相关知识

1. 定义　腰椎间盘突出症是因腰椎间盘变性、纤维环破裂，髓核组织突出，刺激或压迫神经根、马尾神经所引起的一种综合征，是腰腿痛的重要原因之一。以 20～50 岁为多发年龄段,男性多于女性。腰椎间盘突出症多发生在脊柱活动度大、承受较大或活动较多的部位,因此 $L_{4\sim5}$、$L_5\sim S_1$ 椎间盘多发,约占 $90\%\sim96\%$。

2. 临床表现

(1)腰痛:表现为急性剧痛或慢性隐痛;病程长的患者仅能短距离行走,且行走时疼痛不能忍受;患者在弯腰、咳嗽、排便等用力时均可使疼痛加剧。

(2)坐骨神经痛:疼痛从下腰部向臀部、大腿后方、小腿外侧直到足背放射痛,咳嗽、打喷嚏等导致腹内压增高的活动均可使疼痛加剧。

(3)其他症状:可表现为腰椎侧突、腰部活动受限、大小便功能障碍及小腿、足背痛觉、触觉减退等。

3. 心理状态 患者常因治疗周期长,担心手术及预后,易出现焦虑、恐惧等不良情绪。

(二)腰椎间盘突出症患者的照护

1. 非手术治疗的照护

(1)绝对卧床休息:包括卧床大小便,一般卧床 3 周,或至症状缓解后戴腰围下床活动。3 个月内不能做弯腰持重物的动作。

(2)保持有效骨盆牵引:牵引期间注意观察患者体位、牵引力线及重量是否正确。经常检查牵引带压迫部位的皮肤有无疼痛、发红、破损、压疮等。加强基础照护,如做好皮肤照护等。

(3)保持正确姿势:教会患者正确的坐、立、行、劳动姿势,避免诱发或加重疼痛的活动(详见本单元的健康指导)。

(4)活动与功能锻炼

①协助患者正确地翻身:翻身时身体呈一直线翻转。

② 协助患者正确起床站立:抬高床头,患者先移向床的一侧,将腿放于床的一侧,胳膊将身体支撑起;坐在床的一边,将脚放在地上,利用腿部肌肉收缩使身体由坐位改为站立位。躺下时按相反顺序依次进行。

③ 协助患者进行未固定关节的活动及腰背肌的功能锻炼:腰背肌功能锻炼的方法有仰卧法和俯卧法。在活动及功能锻炼时,患者若有腰腿痛及感觉异常,应及时报告医护人员。

(5)心理照护:注意与患者及家属沟通,观察其心理变化。

2. 术前照护 原则同非手术治疗的照护,指导协助患者床上使用便盆,同时做好术前常规准备(参考患者陪护员基础知识第二部分第 5 章相关内容。

3. 术后照护

(1)搬运、体位安置:患者回病房后,应用 3 人搬运法将患者移至病床上。搬运人员分别位于病床与患者的外侧,托起头肩背部、腰臀部及下肢,保持身体轴线平直,同时用力将患者轻放在床上。术后 24h 保持仰卧位,不翻身,以免压迫伤口,利于止血,持续卧床 1~3 周。术后 24h 后可给患者翻身,做好生活照护。

(2)病情观察:人员观察生命体征、下肢皮肤的颜色、感觉及运动等情况,发生异常及时报告医护人员。

（3）肢体活动：术后早期在床上进行四肢活动，手术后 1 周开始进行腰肌、臀肌的等长收缩锻炼，以后鼓励患者逐渐进行主动锻炼。

（三）健康指导

（1）有脊髓受压的患者，应戴围腰 3～6 个月，直至神经压迫症状解除。

（2）指导患者采取正确的坐、卧、立、行姿势。①走姿：行走时抬头、挺胸、收腹，腹肌有助于支持腰部；②坐姿：坐时最好选择高度合适、有扶手的靠背椅，坐位时使膝与髋保持在同一水平，身体靠向椅背，并在腰部衬一靠垫；③站姿：站立时应尽量使腰部平坦伸直，收腹、提臀。注意身体与桌子的距离适当。经常变换体位避免长时间用同一姿势站立或坐位。④卧姿：卧硬板床，侧卧位时屈髋屈膝，两腿分开，上腿下垫枕，避免脊柱弯曲的"蜷缩"姿势；仰卧位时可在膝、腿下垫枕，俯卧位时可在腹部及髋部垫薄枕，以使脊柱肌肉放松。

（3）借力避伤（见图 11-6）：正确应用人体力学原理劳动，避免损伤。例如：①站立举重物：应高于肘部，避免膝、髋关节过伸；②蹲位举重物：背部应伸直勿弯；③搬运重物：宁推勿拉；④搬抬重物：应将髋膝弯曲下蹲，腰背伸直。

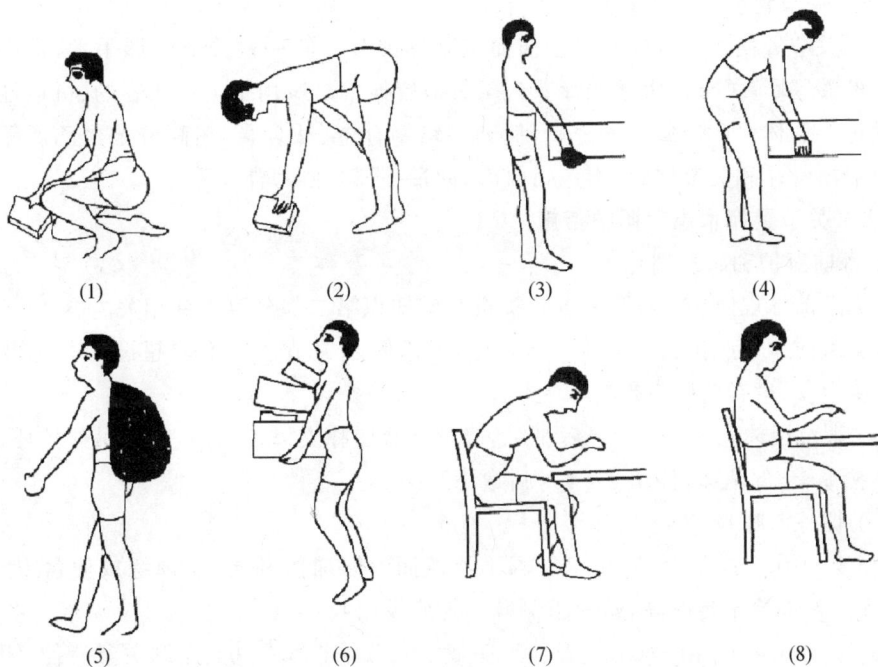

（1）（3）（5）（8）正确姿势　（2）（4）（6）（7）不正确姿势

图 11-6　腰部活动时的正确和错误姿势

（4）做好劳动保护：腰部劳动强度大时应配戴有保护作用的宽腰带。参加剧烈运动时，应注意运动前的准备活动和运动中的保护措施。

学习单元 4　关节置换术患者的照护

工作任务

患者,女性,70岁,因右陈旧性股骨颈骨折、股骨头坏死,继发严重骨关节炎。拟在全麻下行右全髋关节置换术。如果你是照护员,应为患者做好哪些照护?

学习目标

1. 掌握关节置换术患者术前照护措施、术后功能锻炼。
2. 能对关节置换患者在日常生活、运动等方面进行健康宣教。

知识要求

(一) 关节置换术的相关知识

人工关节置换术是因疾病或创伤而被破坏关节面的一种关节成形手术,常用于破坏严重的髋、膝等关节的手术治疗。人工关节置换术是应用了生物相容的、机械性能良好的假体。假体可用金属或非金属,例如钴铬钼合金、钛合金、超高分子聚乙烯等。而假体只置换骨端和关节软骨,不包括肌肉、韧带、肌腱、血管神经等。

(二) 关节置换术患者照护措施

1. 术前照护和康复训练

(1) 术前常规照护:参照患者陪护员基础知识第二部分第5章相关内容。

(2) 术前体位照护:可平卧或半卧位,但术侧髋关节屈曲不能超过45°,患肢外展30°,保持中立,患者病床应带有床上拉手。

(3) 训练引体向上运动:患者平卧,健侧下肢屈膝支撑于床面,双手吊住拉环,使整个身体抬高,臀部离床,停留5~10s后放下。

(4) 训练深呼吸。

(5) 训练床上排便,以防止术后因不习惯而致尿潴留和便秘,训练放便盆方法,即放便盆时,臀部抬至足够高,避免患侧肢体外旋及内收。

(6) 指导患肢功能锻炼方法及股四头肌等长收缩训练。方法:踝关节背伸,绷紧腿部肌肉10s后放松,再绷紧,再放松。

(7) 关节活动训练指导,腱肢、患肢的足趾及踝关节活动,避免患侧髋内收、内旋。

(8) 指导术后正确使用拐杖。为患者准备合适的双拐杖,即拐杖的高度及中部把手与患者身高、臂长相适应,拐杖地端包扎有防滑装置,对术前能行走者训练持拐行走的正确方法及保证患肢不负重地行走。

2.术后照护

（1）术后急性期照护。

1）观察生命体征的变化及引流管是否通畅,观察引流液性质、色及量,并做好记录。

2）观察伤口局部有无红、肿、热、痛等表现。

3）观察疼痛程度。

4）观察肢体是否肿胀,皮肤温度等情况,注意防止深静脉栓塞的形成。可给患者穿上防下肢深静脉栓塞的弹力袜。若有异常,及时向医护人员报告。

（2）术后功能锻炼。

1）术后早期（即术后 3 日内）:可帮助踝关节和膝关节的被动活动,做一股四头肌、腘绳肌等的等长收缩练习,上身及髋部做引体向上运动,同时臀部抬离床面,保持 5～10s,每小时 1～2 次,以后逐渐增多,至每小时 3～4 次。

2）术后中期:术后 4～5 天后病情逐渐稳定,逐渐由半卧位过渡到离床活动。帮助患者先移至健侧床边,健侧腿先离床着地,患肢始终保持外展,由他人协助扶起上身使患肢离床着地,再拄双拐站起,术后步行时间取决于手术情况,一般初次髋关节置换使用骨水泥固定,术中无植骨、骨折等情况,2 周后可用双拐杖或步行器辅助下行走,步行练习时术侧下肢至少负重 20～30kg。行走时患肢始终保持外展 30°左右。

（3）观察并发症:常见血管、神经损伤,出血、疼痛、双下肢不等长、脱位、骨折、下肢静脉血栓形成、术后感染等并发症,注意密切观察。

（三）健康指导

（1）患者家庭的环境包括家俱、卫生间设置须做相应地调整,以保证在日常生活中,患侧膝关节、髋关节屈曲不超过 90°,坐椅、坐厕须适当增高。

（2）嘱咐患者出院后 3 个月内仍采用平卧或半卧位,避免患侧卧位,3 周内屈髋应小于 45°,以后逐渐增加屈髋度,避免屈髋超过 90°,包括翘“二郎腿”或穿鞋动作,坐低矮椅子,身体前倾等,坐姿不要超过 1 小时。

（3）嘱咐患者对任何身体部位的感染如牙齿,扁桃体等都应及时治疗,防止细菌血运传播造成关节感染,以致假体置换失败。

（4）嘱咐患者术后 6～8 周内应避免性生活。性生活时应谨慎选择体位,防止术侧下肢极度外展。肌肉和关节活动训练及负重指导,嘱咐按出院前训练方法,逐渐增加强度,拄双拐行走。1～2 个月以后可用手杖。

（5）后期嘱咐患者合理选择以较温和的运动方式为宜,如散步、游泳、跳舞、骑自行车（自行车座位应提高）等不会在运动中出现身体撞击,髋关节碰撞的活动。

本章思考题

1.肿瘤、甲状腺肿瘤、乳腺癌、肠梗阻、直肠癌、胆囊炎和胆石症、颅内压增高、食管癌、肺癌、肾和输尿管结石、前列腺增生、骨折、颈椎病、腰椎间盘突出症的主要临床症状有哪些?

2.对肿瘤、甲状腺肿瘤、乳腺癌、胃癌、肠梗阻、胆囊炎和胆石症、食管癌、肺癌、前列腺增生、骨折、颈椎病、腰椎间盘突出症、关节置换术等患者如何进行健康指导？

3. 对甲状腺肿瘤、乳腺癌、肠梗阻、胆囊炎和胆石症、食管癌、肺癌、骨折、颈椎病、腰椎间盘突出症等患者如何进行照护？

4. 对肿瘤患者如何做好心理照护？

5. 对放疗患者如何预防皮肤反应？

6. 发生胃癌的主要原因有哪些？

7. 对胃癌患者如何做好术后饮食照护？

8. 对直肠癌患者在饮食、生活注意事项等方面如何做好健康指导？

9. 对直肠癌患者如何做好人工肛门照护？

10. 如何做好脑脊液漏的照护？

11. 颅脑损伤一般照护措施包括有哪些？

12. 对尿路结石患者如何进行饮食指导？

13. 对肾和输尿管结石患者术后如何协助医护人员安置患者体位？

14. 对前列腺增生患者术后一般照护包括哪些内容？

15. 对关节置换术患者如何进行术后功能锻炼？

本章实训练习题

练习引流管的照护。

（叶国英　郑雪红）

第 12 章　康复照护

工作任务

王某,男性,70 岁,左侧基底节出血导致右侧肢体功能活动不利,在医院进行治疗后现在家休养。患者右侧肢体都有稍许活动,但是肌力较差,不能完成转移活动以及基本的生活自理活动。请问作为照护人员该如何应用康复医学知识为该患者进行康复照护?

第 1 节　康复照护基本知识

学习目标

1. 掌握康复和康复医学的理念。
2. 了解康复医学的基本内容和手段。
3. 熟悉康复照护的工作内容和工作方式。
4. 了解康复照护的特点。
5. 掌握患者陪护员的康复职责。

知识要求

(一) 康复与康复医学相关知识

1. 康复的概念　康复是指综合地应用医疗、教育、社会等各种方法,使包括残疾人、慢性患者以及老年人等功能障碍人士最大限度地发挥其残存功能,提高生活独立性,最终使其回归家庭、职业以及社会的一门专业。

当前随着社会经济的发展,人民生活水平的提高,人们对于生活质量和健康的需求也逐渐增加,即便是因伤病引起功能障碍的患者,也会有生活独立或者回归社会的可能性,应该享有跟正常人一样的权益。作为患者陪护员,首先自身应该培养正确康复的理念,明白伤病并不是终结,而是可以通过康复的多种手段进一步地提高照护对象的功能,提高独立性和生活质量,并且也应该在照护的过程中将康复的理念融入到工作中去,同时还应将这些理念宣讲给患者听,帮助其树立康复的信心。

2.康复医学的基本内容和手段

康复医学是康复手段中的重要一环。与预防医学、保健医学、临床医学并称为"四大医学",主要通过医疗的手段使病伤残者尽快地得到最大限度的恢复,使身体残存部分的功能得到最充分的发挥,达到最大可能的生活自理、劳动和工作的能力,为病伤残者重返社会打下基础。

康复医学的基本内容包括了预防、评估、治疗和训练。

(1)预防:包括三级预防:一级预防是指预防致残的损伤和疾病发生。根据造成残疾的原因,针对性地采取积极有效的预防措施,可消除隐患,减少残疾的发生率;二级预防是当伤病发生后,尽可能阻止残障的发生;三级预防是指当伤病已经引起功能残障,要采取措施尽可能减轻残障带来的影响。

(2)评估:康复医学当中的评估有些类似于临床医学中的诊断,因康复医学所针对的是功能障碍,因此需要通过正确的评估手段检查出患者残障发生的部位、性质、严重程度和功能潜力。

(3)治疗和训练:与临床上常用的通过药物或者手术等手段治疗疾病不同,康复医学中采取的治疗方法往往是患者主动或被动的训练方法。通过物理治疗、作业治疗、言语治疗等多种手段提高患者的残存功能,提高其功能独立性。

康复医学中的常用手段包括物理治疗、作业治疗、言语治疗、心理辅导与治疗、文体治疗、中国传统康复治疗、康复工程、康复照护等。

(1)物理治疗:是康复治疗的重要组成部分,通过声、光、冷、热、电、力(运动和压力)等物理因子进行治疗,大致可以分为两大类,一类是以功能训练和手法治疗为主要手段,又称为运动治疗或运动疗法;另一类是以各种物理因子(声、光、冷、热、电、磁、水等)为主要手段,又称为理疗。

(2)作业治疗:是应用有目的的、经过选择的作业活动对患者进行评价、治疗和训练的过程,目的是使患者最大限度地恢复或提高独立生活和劳动能力,以使其能作为家庭和社会的一员过着有意义的生活。作业治疗主要是改善患者的以生活活动能力为主的作业能力,其理念和方法是患者陪护员可以借鉴和使用的。

(3)言语治疗:主要是针对各类言语障碍者进行治疗或矫治的一门专业学科。其内容包括对各种言语障碍进行评定、诊断、治疗和研究,对象是存在各类言语障碍的成人和儿童。

(4)中国传统康复治疗:我国许多传统疗法对康复治疗有着良好的效果。比如推拿、针灸、太极拳、气功等。应用中国传统医学的一些治疗手段为患者做康复训练,称为传统康复治疗。

(5)康复照护:也是康复医学的重要组成部分,同时也是照护学的一个分支。主要研究残障者的生理、心理康复的照护知识和技能。

(二)康复照护相关知识

1.康复照护的工作内容和特点　康复照护是根据对病、伤、残者及慢性病和老年患者的康复治疗计划,配合康复工作人员的活动,所采取的一系列的照护措施。

康复照护的工作内容包括:①常规的基础照护。②康复相关照护,包括体位照护、膀胱肠道照护、压疮照护、简单的肢体功能活动、日常生活活动训练指导、心理疏导以及指导患者使用轮椅、助行器和辅具等辅助设备。③健康宣教,对患者及其家属进行康复医护方面知识的宣教。

康复照护跟常规的照护工作特点有所不同,主要有以下几个方面:

(1)照护对象:与临床照护不同的是,康复照护主要针对的是以功能障碍为主的慢性患者、残障人士和老年人,相对来说,处理急性期的患者比较少。

(2)照护目的:临床照护主要是协助医生逆转疾病过程,使得患者恢复,而康复照护的主要目的是提高患者的功能水平,促进其独立。

(3)照护内容:康复照护的内容除了临床的常规照护还增加了与康复相关的照护内容和宣教。

(4)照护方法:传统的临床照护,主要是照护人员占主导,替患者完成很多事,而康复照护则不同,更侧重患者的主动参与。

2. 康复照护的工作方式　康复照护的工作方式主要包括:

(1)团队合作:由于康复医学讲究的是团队合作,多部门共同为患者服务,因此作为康复医学当中的一个重要环节,康复照护也必须要配合其他部门的工作,协调好部门之间的关系。

(2)指导:康复照护过程中,很多训练是需要患者主动参与的,所以康复照护人员很多时候需要去指导患者训练。

(3)沟通和倾听:在为患者服务的时候,除了诊疗仪器和评估工具,还可以通过沟通和倾听的方式去了解患者的情况和需求,及时调整治疗计划。

(4)实施操作:除了康复治疗师以外,康复照护人员也需要在病房去执行一些康复照护的操作工作。

3. 患者陪护员的康复职责

(1)康复宣教:在照护过程中,应该将康复的理念、疾病预防、自我保护等相关知识跟患者宣教,帮助患者在医院或者出院以后都能更好地参与功能锻炼。

(2)实施操作:患者陪护员应该在治疗师和康复医护人员的指导下,为患者进行一些简单的操作,但由于不是专业的医护人员,陪护员在操作的时候必须严格根据上级医师或者治疗师的要求来执行,并且在自己没有把握的时候,及时跟上级负责人沟通。

(3)观察和保护:患者陪护员跟患者相处的时间比较久,能够观察到患者的病情变化以及其他情况,陪护员应该要将自己观察到的信息及时跟医生、医护人员或家属沟通,做到信息的传达。同时在患者进行某些训练和活动时,陪护员要做好一些排查和防护工作,确保患者训练的安全性。

(4)参与评估:在康复实施过程中,是需要多次的康复评估的,评估的时候需要很多负责的工作人员在场,比如物理治疗师、作业治疗师、医护人员、医生、家属等,大家共同探讨患者情况,以便为其提供最好的治疗计划,在这个过程中,患者陪护员作为整个团队中的一员,也应该参与进来,并将自己的想法意见跟大家交流。

（5）心理疏导：很多患者都有心理上的问题,陪护员跟患者相处时间长,可以多跟患者沟通,进行心理疏导,引导其积极乐观地看待生活和自己的病情,给予其精神上的支持。

第2节　肢体康复基本技术

学习单元1　被动活动技术

🎯 学习目标

1. 熟悉制动对患者带来的利弊影响。
2. 掌握徒手被动活动的方法。
3. 熟悉徒手被动活动的原则和注意事项。

📚 知识要求

（一）制动的利弊

很多患者由于疾病或者外伤原因,如脑卒中、脊髓损伤、冠心病、骨折、烧伤等,需要卧床休养或者固定损伤部位,这种方式称为"制动"。"制动"这一处理方式可以看成一把"双刃剑",对患者而言,有其有利的一面,但同时也会产生许多不良的影响,作为患者陪护员,应该十分清楚制动对患者带来的影响。

制动的有利之处在于：

（1）可以降低身体消耗,保护受损组织器官。

（2）减轻受伤部位的肿胀疼痛,促进愈合。

（3）减少病情不稳定性,预防新的损伤。

除了制动带来的有利作用外,长期的制动其实对患者的影响更大,比如：

（1）造成肌肉萎缩,肌力下降。

（2）导致骨质疏松,关节挛缩。

（3）导致心血管循环功能下降,出现血液黏稠度增加,直立性低血压、深静脉血栓等风险。

（4）容易导致肺部感染,呼吸功能减弱。

（5）容易出现泌尿系统感染和肠道功能紊乱。

（6）造成心情抑郁,自信心降低以及其他的心理问题。

因此,作为患者陪护员,应该客观地看待制动的作用,不要总是停留在过去的旧观念里,认为只要是患者就应该长期卧床休息,而是应该知道在必要的制动的同时,康复训练也很重要,并且把这一观念融入到自己的工作和宣教当中去。

（二）徒手被动活动

关节活动度,是指关节活动的范围。长期制动会导致关节活动受限,以致很多生活上的不便,但确实有部分患者在早期不得不制动,或者由于瘫痪,无法活动,这个时候如果可以运用徒手被动活动训练的方法,就可以维持患者的关节活动度,为今后的康复打下基础,因此患者陪护员需要掌握一定的徒手被动关节活动的训练方法。

由于是直接给患者操作,因此在操作时,要注意以下的原则:

（1）动作缓慢、轻柔,活动到关节终末端,需要停留 10s 左右。

（2）要时刻注意患者的表现,不能引起疼痛。

（3）每个关节每个方向活动 3～5 遍,一天 1～2 次。

（4）让患者采取一个舒服的体位,放松。

（5）当关节疑似有损伤,没有把握的时候,应该停下工作,让专业人员检查后决定训练。

技能要求

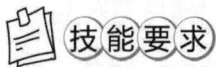

徒手被动活动的方法

1. 肩关节

（1）前屈:患者取仰卧位,陪护员一手固定其肘部,一手握持腕部,托住患者整个上肢并靠近体侧将上肢向头部方向上举,然后还原为一遍。注意如果是软瘫的患者,做活动时不能向外牵拉肢体以免造成肩关节半脱位(此标准也适合肩关节其他活动,见图 12-1)。

（2）后伸:建议患者取侧卧位,一手固定肘部,一手握持腕部,托住向后活动,然后还原为一遍。

（3）外展:患者仰卧位,一手握持肘部,一手握持腕部,托住上肢,向外侧方向活动肩关节,然后还原为一遍(见图 12-2)。

（4）内收:体位同上,托住上肢,向内侧方向活动肩关节,然后还原为一遍。

（5）外旋:患者取仰卧位,肩外展 90°,屈肘 90°,陪护员一手固定肘关节上方,一手握持腕关节,向头方向转动为外旋,然后还原为一遍(见图 12-3)。

（6）内旋:同样体位,一手固定肘关节上方,一手握持腕关节,向相反方向转动为内旋,然后还原为一遍。

2. 肘关节

（1）屈曲:患者仰卧位,陪护员一手固定肘关节上部,一手握持腕关节向着上臂位置靠拢为屈曲,然后还原为一遍(见图 12-4)。

（2）伸展：体位同上，屈曲后再伸直为伸展活动。

3. 前臂

（1）旋前：患者取仰卧位，屈肘90°，掌心朝内靠近体侧，陪护员一手固定肘关节上方，一手握持腕关节，向掌心朝下方向转动，然后还原为一遍（见图12-5）。

（2）旋后：体位同上，向掌心朝上方向转动为旋后（见图12-6）。

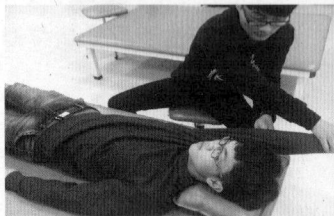

图12-1　肩关节前屈　　　　　图12-2　肩关节外展　　　　　图12-3　肩关节外旋

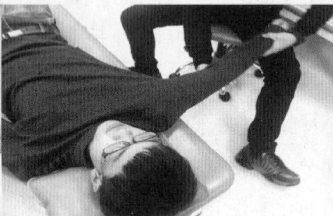

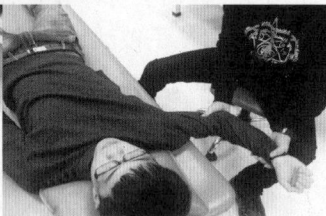

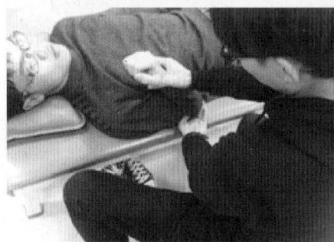

图12-4　肘关节屈曲　　　　　图12-5　前臂旋前　　　　　图12-6　前臂旋后

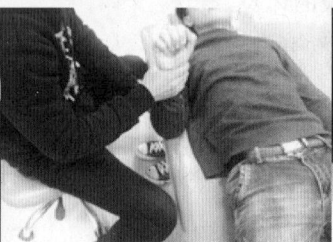

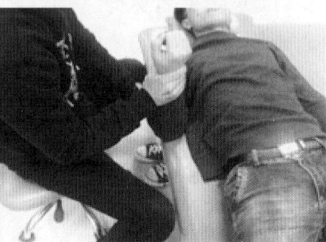

4. 腕关节

（1）掌屈：患者取仰卧位，陪护员一手固定腕关节上方，一手握住掌骨，朝着掌心方向做屈曲活动为掌屈，然后还原为一遍。

（2）背伸：体位同上，朝着掌背方向活动为背伸活动。

5. 手指　患者取仰卧位，陪护员一手握住拇指，一手握住其余四指做屈伸活动。

6. 髋关节

（1）前屈：患者取仰卧位，陪护员一手托住腘窝处，一手托住踝关节上方，向着躯干的方向活动为前屈活动，然后还原为一遍（见图12-7）。

（2）后伸：建议患者取侧卧位，一手托住腘窝处，一手托住踝关节上方，向着后方活动为后伸活动。

（3）外展：患者取仰卧位，陪护员一手托住腘窝处，一手托住踝关节上方，向着外侧活动为外展活动，然后还原为一遍（见图12-8）。

（4）内收：体位同上，将活动的对侧下肢向外放置，托住下肢向内侧活动为内收活动。

（5）外旋：患者取仰卧位，陪护员一手扶持膝关节下方胫骨上端，一手扶持踝关节上方，向外侧转动下肢为外旋活动，然后还原为一遍（见图12-9）。

（6）内旋：体位同上，向内侧转动下肢为内旋活动。

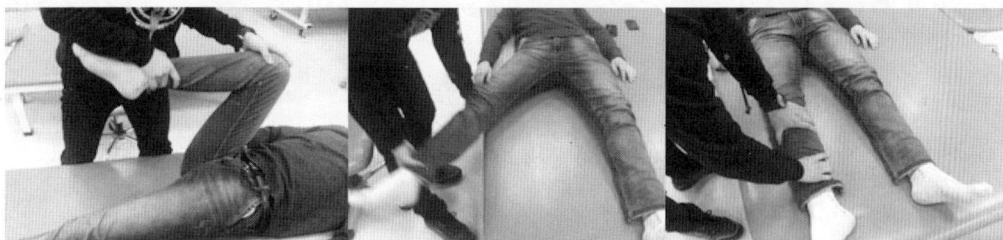

图 12 - 7　髋关节前屈　　　　图 12 - 8　髋关节外展　　　　图 12 - 9　髋关节外旋

7. 膝关节

（1）屈曲：患者做髋关节屈曲时,可顺带进行膝关节的屈曲活动。另外,也可使患者俯卧位,陪护员一手固定大腿下端,一手托住踝关节将小腿朝着臀部方向活动然后还原为一遍（见图 12 - 10）。

（2）伸展：体位同上,向着相反方向活动小腿为伸展活动。

8. 踝关节

（1）跖屈：患者取仰卧位,陪护员一手固定足跟,一手固定脚前掌,足跟手上提,脚掌手下压即为跖屈活动（见图 12 - 11）。

（2）背伸：体位同上,足跟手向下,脚掌手上提即为背伸活动（见图 12 - 12）。

（3）内翻：体位同上,一手固定足跟,一手固定脚前掌,向内侧翻转（类似用脚内侧踢毽子动作）为内翻活动。

（4）外翻：体位同上,向外侧翻转（类似用脚外侧缘颠球动作）为外翻活动。

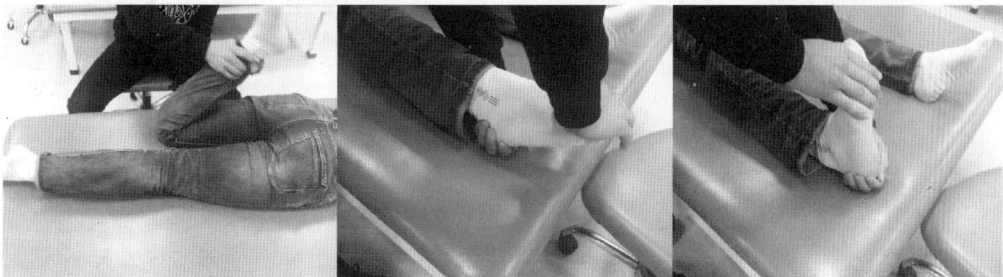

图 12 - 10　膝关节屈曲　　　　图 12 - 11　踝关节跖屈　　　　图 12 - 12　踝关节背伸

学习单元 2　主动活动技术

学习目标

1. 熟悉力量训练的原则。

2. 掌握肌力的分级方法。

3.掌握力量训练的方法。

4.熟悉有氧训练的原则和程序。

5.掌握有氧训练的方法。

知识要求

(一)力量训练技术

力量训练也就是肌力训练。肌力指的是肌肉收缩产生的最大力量。当患者出现伤病,比如神经损伤或者是长期卧床不动,都会导致力量下降和肌肉萎缩。因此陪护员如果可以掌握一些力量训练的方法,就可以延缓患者力量减退和肌肉萎缩,为其以后独立生活打下基础。

1.力量训练的原则

(1)超负荷训练原则:指的是力量训练的时候,需要对抗比原本更大的阻力,才能够真正起到改善力量的作用。

(2)多次训练的原则:力量训练,一两次是没有效果的,必须达到一定的频率,也就是一周当中需要保持一定的练习频率,最好是每天都不间断才有效果。

(3)疲劳原则:力量训练的时候,训练量要能够引起患者疲劳为度,但是也不能过度疲劳,不然也会影响训练效果。

(4)循序渐进的原则:力量训练的训练量要慢慢递增,不可贪功冒进,经过一段时间以后将会看到训练的效果。

(5)自主活动的原则:力量训练不同于关节被动活动,只有肌肉主动收缩才会有效,训练时,必须要求患者自己主动参与,才能达到力量训练的效果。

2.肌力的分级

肌力分级,常用徒手肌力评估的方法,可分为6级。

0级:肌肉完全没有收缩,也不产生动作,常发生在软瘫患者身上。

1级:肌肉有收缩,但是关节不产生活动,说明患者有一点点轻微的力量。

2级:肌肉有收缩,也能产生一定程度的关节活动,但在重力因素下无法活动到全范围。

3级:肌肉的力量可使关节在重力因素下,活动到全关节活动,也就是没有任何阻力情况下,患者可以充分活动肢体。

4级:肌肉力量既能让肢体在重力因素下充分活动,并且能够抵抗一定阻力。

5级:肌肉力量接近正常,不仅能对抗重力,并且能对抗很大的阻力。

(二)有氧训练技术

有氧训练主要是为了训练心肺功能和有氧代谢能力等人体的综合耐力,也就是俗称的"体力"。很多患者由于病损和长期卧床的关系,往往体力都很弱,没办法完成较繁重的活动。因此陪护员可以针对患者情况,为其选择合适的有氧训练,帮助其提高心肺功能,恢复体力。

1. 有氧训练的原则

(1) 循序渐进：有氧训练需要患者有一个逐步适应的过程,运动强度应该逐渐增加,循序渐进。如果负荷一下子过大会对患者的健康产生影响,甚至有更大的风险。

(2) 运动安全：有氧训练的过程中,会因为设备、场地、天气以及运动本身等因素造成肌腱、关节、韧带等的运动损伤。所以在运动前应该要好好检查做好准备工作,避免一些安全隐患。

(3) 持之以恒：有氧训练对患者耐力体力的提高是确实有效的,但是这也是一个持之以恒长期的过程,患者训练时不能贪功冒进,要合理安排训练时间和频率,把训练效果好好巩固下来。

(4) 注意观察,及时调整：患者在有氧运动过程中,可能会出现一些身体不适,如果是轻度的,患者可以自己调节过来,但如果不适感很严重,可能需要中止活动,因此陪护员应该陪同患者,观察他们的表情、面色、心率等,以便及时做出应对。

2. 有氧训练的程序　有氧训练的种类有很多,但需要遵循一般的程序,循序渐进,主要包括：

准备阶段：在进行有氧训练的时候,一般需要 $10\sim15min$ 的准备活动,让机体逐渐适应增大的运动强度,以防止突然进入到大强度的训练,出现损伤,这个阶段可以做一些相对低强度的活动,提高神经肌肉的兴奋性,同时也可以做一些牵伸活动。

训练阶段：这个阶段是主要的训练阶段,要完成强度较大的训练活动,时间可以持续 $25\sim40min$,在这个过程中,要注意患者的情况,鼓励其坚持完成。

结束阶段：这个阶段一般持续 $5\sim10min$,可以进行一些放松训练,让兴奋的机体慢慢舒缓下来。

技能要求 1

力量训练的常用方法

1. 神经肌肉电刺激　神经肌肉电刺激是一种理疗仪器,当肌力只有 0 级时,可以用这种仪器来刺激神经和肌肉收缩。

2. 肌电生物反馈　肌电生物反馈可以探测到肌肉收缩的信号,当肌肉收缩时,会给患者一个反馈,鼓励其更加努力收缩。所以当肌力为 $1\sim2$ 级时,采用这种方式比较合适。

3. 主动活动　当肌力达到 3 级时,可以让患者做主动活动,甚至加一点点小的阻力来增强力量。

4. 抗阻训练　当肌力达到 4 级时,就可以让患者进行抗阻训练,常用的方法包括：

(1) 等张收缩：就是肌肉收缩时候,产生关节活动,比如训练肘关节屈曲力量,可让患者拿一个哑铃进行肘关节屈曲训练。

(2) 等长收缩：当肌肉收缩时,长度不改变,不产生关节活动。比如,可以通过蹲马步的动作训练下肢的力量。做等长训练时,注意不能让患者屏气。

（3）常用的抗阻训练工具有：哑铃、沙袋、拉力器、握力器、杠铃、拉力带等（见图12－13）。

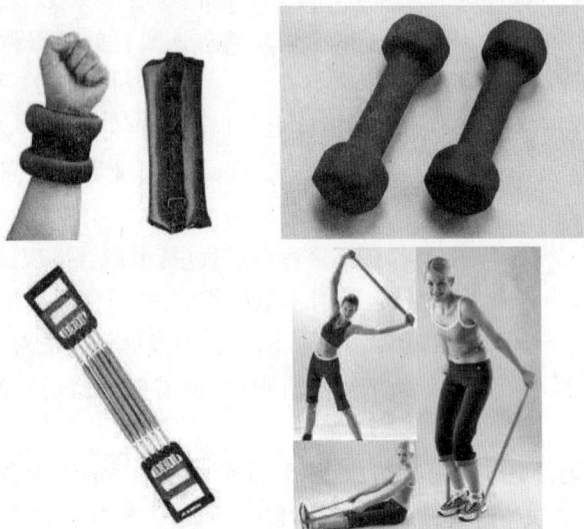

图12－13　常用抗阻力训练

技能要求②

有氧训练的常用方法

有氧训练的特点是强度小,时间持续较长,常常采用训练大肌群的活动,比如散步、慢跑、登山、自行车、游泳、太极拳等。患者陪护员应该根据患者情况和其兴趣爱好,为其选择适合的有氧活动,并且合理安排好时间和场地。下面介绍几种有氧训练的方法。

1. 散步　散步是一项简单的有氧活动,几乎所有的患者都可以参加。在训练的时候,要根据患者的情况选择散步的速度,对心肺功能有很好的改善作用。散步时可以穿宽松舒适的衣服和运动鞋,设定好路线和时间,也可随时携带一些补充能量的食物和水。对于有些年老功能差的患者,最好有人陪同,确保安全。

2. 慢跑　慢跑可以增强心肺功能、锻炼肌力以及消耗脂肪,也是一项简单易行的有氧训练。慢跑虽然简单,但也要注意姿势,不然也会引起损伤,对于膝盖不好的患者来说,可以选择跑步机代替室外跑步,减少对膝关节的损伤。

3. 登山　登山活动比较适合群体参加,陪护员可以组织一些情况较好的患者一起参加,既能锻炼身体的同时也可以放松心情,增加社会交流。但是登山活动对于患者的心肺功能要求比较高,同时也会在一定程度上损伤膝关节,因此有膝关节问题的患者需要谨慎选择。

4. 太极拳　太极拳是我国的国粹,它是一种柔和、缓慢、轻灵、刚柔相济的汉族传统拳术,可以起到强身健体的效果,是很适合老年人的有氧活动。

5. 游泳　游泳是很好的有氧训练,但是会有一定的风险,参加游泳活动时,要注意场地和设备的安全,旁边必须要有人监护,同时参加游泳时必须要做好准备活动,以免过程中出现抽筋导致溺水等情况。

第 3 节　老年人的作业活动

学习单元 1　老年人的作业活动

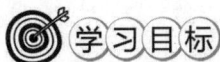

学习目标

1. 掌握作业活动的含义。
2. 熟悉作业活动的意义。
3. 熟悉老年人作业活动的类型。
4. 熟悉老年人作业活动的特点。

知识要求

(一) 老年人的作业活动的含义和意义

1. 作业活动的含义　作业活动指的是人们生活中各种有意义有目的的活动,没有固定的形式,比如进食、穿衣、洗漱、外出购物、工作、学习、娱乐、体育活动等都可以算是作业活动。人们每一天的生活就是完成一项又一项的作业活动,当人们生活和谐的时候,作业活动的表现就会很好。所以其实陪护员的工作在某种程度上可以看成是去提高患者的作业活动能力。

虽然作业活动有很多种类,但是大致可以分成三大类,包括日常生活活动,包括生活自理和家务活动,这也是最基本的作业活动,也往往是患者最渴求能够恢复的,同时也是患者陪护员工作的重心;第二类是工作和生产活动,也包括学习,这些活动是人们实现自我、创造价值的活动,有一些年轻的患者还是很有这方面的需求;第三类是娱乐休闲活动,这类活动可以让人身心愉快,能够提高生活质量,也是十分必要的。

2. 作业活动的意义

(1) 促进机体功能恢复:作业活动可以改善关节活动度、增强肌力、增加协调能力、训练平衡功能、提高认知能力等。

(2) 提高生活独立能力:作业活动中的日常生活活动能力训练是可以切实提高患者生活自理和家务能力,使得其更顺利地回归家庭。

（3）调节心理状态：娱乐休闲活动可以很好地调节患者的心理状态，改善患者抑郁、恐惧、狂躁的情绪，增强信心。

（4）加强社会交流能力：作业活动训练中有很多的团体活动，不仅可以训练功能，同时增加了与他人相处交流的机会，锻炼患者的沟通参与能力，使得其更好地融入社会。

（5）改善工作能力：通过针对性的训练，锻炼患者的工作生产能力，使其能够重返工作岗位或者另谋职业，不仅可以让其有独立的经济能力，更能够实现自我价值。

（二）老年人作业活动的类型和特点

1. 老年人作业活动的类型　　由于老年人往往有慢性病或多病共存的特点，总体来说身体功能以及社会需求都跟青壮年有很大的差距，所以在设计作业活动的时候要充分考虑其身心状况，并且符合他们的兴趣。在给老年人组织作业活动时，主要要考虑生活活动能力、认知功能训练、娱乐活动和社会参与活动方面的训练，因为这些活动是其力所能及并且有较大需求和兴趣的。合理地为其选择作业活动不仅能够锻炼其躯体功能，还能够促进其生活独立，改善生活质量，提高社会参与能力，愉悦心情。老年人常见的作业活动类型包括：

（1）日常生活活动训练：比如进食、如厕、步行、洗漱、穿衣、洗澡、购物、洗衣、烹饪、整理房间、扫地拖地、使用交通工具、去银行办事等。

（2）认知能力训练：很多老年人都有注意力、记忆力等方面的认知障碍，反应比较慢，这些问题也常常会困扰他们的生活，因此会有一些适合他们的认知训练，比如认卡片、认照片、记忆训练以及很多的电脑网络游戏，都可以来帮助老年人提高认知能力。

（3）娱乐休闲活动：老年人由于大多退休，会有许多的空余时间，如何很好地利用这些时间，让他们过得充实是十分重要的，其中有许多娱乐休闲活动是适合患者来做的，比如下象棋、练书法、打太极拳、八段锦、唱戏曲、种植花草等。

（4）集体活动：老年人由于社会活动减少，其实更渴望与人交流，因此陪护员可以多组织一些集体活动，将患者聚集起来完成一些有意义的活动来增强患者的社会参与力，也可以使得他们不那么孤单，适合患者的集体活动有游园活动、广场舞、戏友会、爬山活动等。

（5）学习活动：虽然老年人多数没有工作学习的压力，但是如果能够保持学习的心态，也是有助于其提高身心功能的。老年人也可以继续学习新的知识，比如电脑、网络、手工等。在这个过程中，患者也可以得到自我满足，生活质量也得到提高。

2. 老年人作业活动的特点

（1）要充分了解患者疾病的特点，为其选择适合的作业活动。

（2）在实施和沟通时要有同情心、耐心，同时疏导他们的心情。

（3）除了一般作业活动训练以外，陪护员也应该帮助患者改造调整他们的家居环境。

（4）在开展作业活动训练时，一定要注意患者的安全，以免引起新的损伤。

（5）除了作业活动实施以外，陪护员还应该做好宣教，鼓励患者主动参与。

■本章思考题■

1. 简述康复三级预防的概念。
2. 简述患者陪护员的康复职责。
3. 简述长期制动对患者带来的危害。
4. 简述肌力的分级。
5. 简述关节被动活动的注意原则。
6. 简述作业活动的意义。
7. 简述老年人常见的作业活动类型。

本章实训练习题

1. 练习徒手被动活动的方法。
2. 练习主动活动、抗阻训练法。

（章琪）

参考文献

[1] 张继英.养老护理员(初级　中级)[M].北京:中国劳动社会保障出版社,2006.

[2] 卢桂珍.老年健康照护[M].天津:天津大学出版社,2015.

[3] 孙红,侯惠如,杨莘.老年护理技能实训[M].北京:科学出版社,2014.

[4] 周春美,张连辉.基础护理学[M].北京:人民卫生出版社,2014.

[5] 刘彬.家庭照护师(初中级)[M].北京:中国劳动社会保障出版社,2012.

[6] 刘彬.家庭照护师(基础理论)[M].北京:中国劳动社会保障出版社,2012.

[7] 钱晓璐.护理基础学[M].上海:复旦大学出版社,2012.

[8] 李小寒,尚少梅.基础护理学[M].北京:人民卫生出版社,2013.

[9] 尤黎明,吴瑛.内科护理学[M].北京:人民卫生出版社,2012.

[10] 孙建萍.老年护理学[M].3 版.北京:人民卫生出版社,2014.

[11] 范玲.儿童护理学[M].2 版.北京:人民卫生出版社,2012.

[12] 张玲芝.康复护理学基础[M].北京:人民卫生出版社,2014.

[13] 张绍岚,何小花.疾病康复[M].北京:人民卫生出版社,2014.

[14] 周菊芝.作业治疗技术[M].郑州:河南科技出版社,2014.

[15] 张绍岚,王翔.运动治疗技术[M].郑州:河南科技出版社,2014.

[16] 陈冀英.老年康复护理[M].北京:北京师范大学出版社,2015.

[17] 姚蕴伍,吴之明.护理学基础[M].上海:同济大学出版社,2008.

[18] 方仕婷.护理基本技术实训指导[M].北京:人民军医出版社,2010.

[19] 熊云新,叶国英.外科护理学[M].北京:人民卫生出版社,2014.

[20] 叶国英,胡建伟.内外科护理[M].杭州:浙江大学出版社,2011.